ニュートリションケア 2022年 春季増刊
NutritionCare



令和3年度介護報酬改定対応!

# 栄養ケア・マネジメントのギモンQ&A45

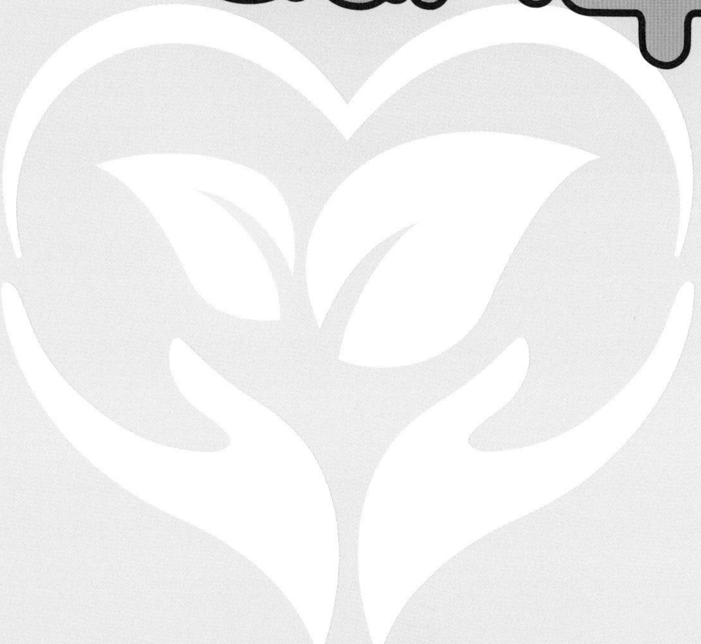

学校法人川崎学園大学事務局企画部
川崎医科大学総合医療センター内岡山キャンパス開設準備室
管理栄養士・主任介護支援専門員
森光 大 編著

MC メディカ出版

# 編集にあたって

令和３年４月に介護報酬改定が行われ、新型コロナウイルス感染症や地震および水害による天災への準備がより強化されました。さらに、漫然とリハビリテーションや介護を継続するだけでなく、自立支援や重度化防止の取り組みが推進され、リハビリテーション・個別機能訓練、栄養管理、口腔管理をセットでプランニングして、マネジメントすることが求められています。また、科学的介護情報システム（long-term care information system for evidence；LIFE）というかたちでのビッグデータの蓄積がはじまりました。

３年に一度の介護報酬改定ですが、今回は管理栄養士にとって、大きな期待がかかる改定といっても過言ではありません。改定によって書式例などには変化はありますが、目の前の入所者・利用者へのかかわり方や栄養ケア・マネジメントの基本は以前と何も変わっていません。

本書では、施設入所・通所・在宅・グループホームなどの各フィールドにおいて、実際の業務をどのように行っているかをQ&Aでわかりやすく紹介します。また、高齢者の栄養補給におすすめのレシピも掲載していますので、調理レクリエーションにも活用してください。本書が、最前線の現場で働く管理栄養士のみなさんのお役に立てることを祈ります。

2022年３月

森光 大

## 第1章 栄養ケア・マネジメントとは



## 第2章 加算算定時の注意点

【施設系サービス】

# Contents

## 第4章 栄養ケアのすすめかた

# Contents

# 編集・執筆者一覧


## 編 集

**森光大**　もりみつ・だい　学校法人川崎学園大学事務局企画部川崎医科大学総合医療センター内岡山キャンパス開設準備室 管理栄養士・主任介護支援専門員

## 執筆者（50 音順）

**石井恭子**　いしい・きょうこ　社会福祉法人淳風福祉会若宮老人保健センター課長／管理栄養士　第 3 章 Q25・レシピ

**清田順子**　きよた・じゅんこ　社会福祉法人熊本厚生事業福祉会特別養護老人ホームリバーサイド熊本管理栄養士　第 1 章 Q1・Q6・第 3 章 Q19・Q27・レシピ

**窪田紀之**　くぼた・のりゆき　社会福祉法人鷲山会特別養護老人ホーム岡山シルバーセンター管理栄養士　第 1 章 Q3・第 2 章 Q9・Q11・第 3 章 Q22・Q26

**田村博子**　たむら・ひろこ　社会福祉法人メインストリーム特別養護老人ホーム・障害者支援施設エバーグリーンホーム管理栄養士　第 4 章 Q35・Q36・Q37・Q39

**時岡奈穂子**　ときおか・なほこ　特定非営利活動法人はみんぐ南河内認定栄養ケア・ステーションからふる代表　第 1 章 Q7・第 2 章 Q18・第 4 章 Q28・Q42・Q45・レシピ

**藤浦美由紀**　ふじうら・みゆき　医療法人社団久和会老人保健施設マイライフ尾根道栄養科管理栄養士　第 1 章 Q2・第 3 章 Q24・第 4 章 Q41

**前田久美**　まえだ・くみ　社会福祉法人勧修福祉会特別養護老人ホーム長楽園管理栄養士　第 2 章 Q12・Q13・第 3 章 Q20・Q21・第 4 章 Q29

**牧嶋悠**　まきしま・ゆう　株式会社アール・ケア通所介護事業部管理栄養士　第 2 章 Q14・Q15・Q16・Q17・第 4 章 Q32・Q33

**馬庭章子**　まにわ・あきこ　医療法人医純会すぎうら医院栄養科管理栄養士　第 1 章 Q5・第 3 章 Q23・第 4 章 Q30・Q31・レシピ

**森田千雅子**　もりた・ちかこ　医療法人社団悠翔会在宅栄養部訪問管理栄養士　第 1 章 Q4・Q8・第 4 章 Q38・Q40・Q43・Q44

**森光大**　もりみつ・だい　学校法人川崎学園大学事務局企画部川崎医科大学総合医療センター内岡山キャンパス開設準備室 管理栄養士・主任介護支援専門員　第 1 章 Q4・第 2 章 Q10・第 4 章 Q34・レシピ

第 1 章

# 栄養ケア・マネジメントとは

Q1

# 介護保険施設には
# どのような種類があるの？
# それぞれの役割とは？

社会福祉法人熊本厚生事業福祉会特別養護老人ホームリバーサイド熊本管理栄養士
**清田順子** きよた・じゅんこ

## 介護保険は介護を社会全体で支え合うしくみ

2000（平成12）年に介護保険法が施行されました。介護保険は介護を社会全体で支え合うしくみです。単に介護を要する高齢者の身の回りの世話をするということだけではなく、高齢者の自立を支援すること（自立支援）を理念としており、利用者自身が保険医療・福祉サービスを選択できる（利用者本位）ようになっています[1)]。大きく、施設系（入所系）サービス、在宅系サービスに分けられますが、本稿では施設系（入所系）サービスについて記載します。

## 介護保険施設の種類と役割

高齢者施設は運営主体によって、①国や地方自治体、社会福祉法人が運営する公的施設、②民間企業が運営する民間施設の2つに分けられます。

### 公的施設

公的施設は、国の補助金を受けて設立されたいわゆる介護保険施設と呼ばれるもので、現在、「介護老人福祉施設（特別養護老人ホーム）」「介護老人保健施設」「介護療養型医療施設」「介護医療院」「ケアハウス（一般型・介護型）」の5種類があります。民間施設と比較すると費用が安く抑えられるため入所希望者が多いのですが、入所待ちが長くなっているのが現状です。また、最近では、地域密着型介護老人福祉施設入所者生活介護（地域密着型特別養護老人ホーム）もあります。入所定員30人未満で、ユニット型個室・ユニット型個室的多床室・従来型個室があるのが特徴です。表1[2, 3)]に、おもに要介護者向けの介護保険施設4施設の特徴を示します。

表1 介護保険施設の比較（文献2、3を参考に作成）

| 施設の種類 | 介護老人福祉施設（特別養護老人ホーム） | 介護老人保健施設 | 介護療養型医療施設 | 介護医療院 |
|---|---|---|---|---|
| 基本的性格 | 要介護高齢者（介護度は高め）のための生活施設 | 要介護高齢者にリハビリテーションなどを提供し、在宅復帰・在宅支援をめざす施設 | 医療の必要な要介護高齢者のための長期療養施設 | 要介護高齢者の長期療養・生活のための施設 |
| 目的 | 入居する要介護者に対し、施設サービス計画に基づき、入浴、排泄、食事などの介護、そのほかの日常生活上の世話、機能訓練、健康管理および療養上の世話を行う | 要介護者で、主として心身の機能の維持回復を図り、居宅における生活を営むことができるようにするための支援が必要である者に対し、施設サービス計画に基づき、看護、医学的管理の下における介護および機能訓練、そのほか必要な医療並びに日常生活上の世話を行う | 療養病床などを有する病院または診療所で、当該療養病床などに入院する要介護者に対し、施設サービス計画に基づき、療養上の管理、看護、医学的管理の下における介護、そのほかの世話および機能訓練、そのほか必要な医療を行う | 要介護者で、主として長期にわたり療養が必要である者に対し、施設サービス計画に基づき、療養上の管理、看護、医学的管理の下における介護および機能訓練、そのほか必要な医療並びに日常生活上の世話を行う |
| 入所要件など | 要介護３～５<br>認知症：可<br>65歳以上、難病指定 | 要介護１～５<br>認知症：可（専門棟あり）<br>原則３ヵ月 | 2023年度廃止 | 要介護１～５<br>認知症：可（専門棟あり）<br>医療ケアを要す者 |

表2 民間施設の比較

| | |
|---|---|
| 介護付き有料老人ホーム | 介護が必要な65歳以上の人が対象。介護を必要としない自立した人が利用できる混合型の施設もある。入居条件は幅広く、手厚い介護ケアが受けられる。 |
| 住宅型有料老人ホーム | 食事、掃除、洗濯といった日常生活の援助サービスがある。介護サービスが必要な場合は、訪問看護、訪問介護など外部サービスを受ける。 |
| 健康型有料老人ホーム | 介護を必要としない自立生活が可能な人が対象。要介護となれば退去することになる。サークル活動やイベントなどが充実している施設も多く、アクティブに暮らしたい人向け。 |
| サービス付き高齢者向け住宅 | 60歳以上の人が入居できるバリアフリーの賃貸住宅。通称：サ高住。安否確認サービスと生活相談サービスを伴っている。介護が必要な場合は、外部サービスを利用して生活できるが、介護度が高くなると住み続けることはむずかしい場合もある。 |
| グループホーム | 65歳以上の認知症者が対象。施設のある市区町村に住民票がある人のみ入居可能。専門職種の援助を受けながら、可能な範囲で役割をもって自立した生活を行う。少人数の共同生活で、環境の変化への対応がむずかしい認知症者が穏やかに暮らせる環境。 |
| 高齢者向けマンション | 高齢者が住みやすいバリアフリー設計の分譲マンションで、物件を購入することになる。生活支援サービスを受けることができる。 |

## 民間施設

民間施設は、利用者の多種多様なニーズを満たすために、独自の設備・サービスを充実させています。そのため、公的施設に比べると費用は高くなりますが、身体状態に合わせて利用者自身が自由にサービスを選択できるのが魅力です。民間施設の種類と特徴を**表 2** にまとめました。


### 引用・参考文献

1）厚生労働省．介護保険制度の概要（https://www.mhlw.go.jp/content/000801559.pdf，2022 年 1 月閲覧）．
2）厚生労働省．介護保険３施設の概要．（https://www.mhlw.go.jp/seisakunitsuite/bunya/kenkou_iryou/iryouhoken/iryouhoken15/dl/zimu11-1-1.pdf，2022 年 1 月閲覧）．
3）厚生労働省．介護医療院とは？（https://kaigoiryouin.mhlw.go.jp/about/，2022 年 1 月閲覧）．

Q 2

# 介護保険施設の管理栄養士に求められていることは何？

医療法人社団久和会老人保健施設マイライフ尾根道栄養科管理栄養士　**藤浦美由紀**　ふじうら・みゆき

## 献立作成・調理などの給食業務

介護保険施設を利用している人にとって、食事やおやつは栄養状態の維持や改善だけが目的ではなく、楽しみの一つです。当施設でも、献立表を貼りだすと周りにいた人たちが集まり「わあ、来週はお刺身があるよ」「おやつにチョコレートケーキが出るみたい」と会話が生まれます。おいしい食事を提供することは、入所者の生きる喜びにつながる重要な業務のため、めん類やパン、丼ものや寿司など、バラエティーに富んだ献立になるように心がけています。また、献立表は大きな字でわかりやすく表示します。長期間入所している人は季節を感じにくいと思われるため、日本の四季を感じられるような料理を提供したいと考えています。

通所利用者は1回/週の人もいれば、ほぼ毎日の人もいます。週に1～2回しか利用しない人にとって、メニューが前週と似たものにならないように、めん類やパン、変わりご飯の献立を毎週曜日が変わるように配慮しています。

献立を作成するにあたり、嚥下調整食の知識は必須です。日本摂食嚥下リハビリテーション学会の「嚥下調整食学会分類2021」[1]は、早見表だけでなく解説文まで読み込み、理解しておきましょう。そのうえで、見た目にもおいしそうな嚥下調整食を作製できるように、栄養士や調理師たちと連携をとりながらすすめます。

## 利用者の健康管理および栄養ケア業務を行う専門職としての心構え

栄養ケア・マネジメントを行うにあたり、利用者の栄養状態を評価し、具体的な計画を立てますが、「栄養」だけをみていると、その人に合った栄養ケアにはなりません。生活歴や現在の精神状態、認知機能、リハビリテーション意欲など、さまざまな情報を管理栄養士自ら把握しなければ、通り一遍の栄養ケア・マネジメントになってしまいます。日ごろから栄養以外の情報にも関心をもち、広い視野で物事を考えられるようにしていきましょう。

介護保険施設に勤める管理栄養士は1施設に1～2名と少なく、孤立しがちなので、近隣施設の管理栄養士と積極的に交流しましょう。地域の講習会などにも参加し、顔のみえる関係を築いておくことを強くおすすめします。また、施設内の看護師、介護士、リハビリテーションスタッフとも、日ごろから友好的な関係を保っておけば、栄養ケア業務も行いやすいと思います。カンファレンスなどでは、他職種の意見にきちんと耳を傾けながら、自分の考えも適切に伝えられるよう、慣れていきましょう。

医療、介護の世界は日進月歩で、管理栄養士もその変化についていく必要があります。可能な範囲でよいので、勉強会や学術集会に参加したり、書籍を読んだりする時間を設けると、新たな発見があり、気分もリフレッシュします。

介護保険施設の管理栄養士は、利用者の健康管理はもちろんのこと、その人の希望や幸せを考え、要介護状態になっても可能な機能をいかしつつ穏やかな生活を送ることができるように、地域包括ケアシステム[2]を理解し、幅広い視野をもって利用者をみていく必要があります。

また、施設運営の面から、さまざまな加算を算定するための情報収集や実行能力も必要とされるでしょう。


### 引用・参考文献

1）日本摂食嚥下リハビリテーション学会．日本摂食嚥下リハビリテーション学会嚥下調整食分類 2021．日本摂食嚥下リハビリテーション学会誌．25（2），2021，135-49.

2）厚生労働省．地域包括ケアシステム．（https://www.mhlw.go.jp/stf/seisakunitsuite/bunya/hukushi_kaigo/kaigo_koureisha/chiiki-houkatsu/，2022 年 2 月閲覧）.

Q 3

# 栄養ケア・マネジメントの流れとは？「令和３年度介護報酬改定」で栄養ケア・マネジメントの内容は変わったか？

社会福祉法人鷲山会特別養護老人ホーム岡山シルバーセンター管理栄養士　**窪田紀之**　くぼた・のりゆき

## 「令和３年度介護報酬改定」における栄養ケア・マネジメントの流れ

「令和３年度介護報酬改定」では栄養マネジメント加算が廃止となりました。そして、栄養マネジメント加算の要件を包括化することを踏まえ「入所者の栄養状態の維持および改善を図り、自立した日常生活を営むことができるよう、各入所者の状態に応じた栄養管理を計画的に行わなければならない」ことが規定されました[1)]。

介護支援専門員は管理栄養士と連携し、入所者の入所後遅くとも１週間以内に関連職種と共同して栄養スクリーニングを行い、低栄養状態のリスクを把握します。その後、管理栄養士は栄養スクリーニングを踏まえ、入所者ごとに解決すべき課題を把握し（栄養アセスメント）、栄養ケア計画を作成します。入所者の栄養状態に応じて一定期間（低リスク：３ヵ月、高リスク：２週間）ごとにモニタリングを行います。また、低栄養状態のリスクにかかわらず、栄養スクリーニングを３ヵ月ごとに実施します。この栄養ケア・マネジメントの流れには大きな改定はありません。栄養マネジメント加算が廃止されたことにより、「同意日から加算を算定する」という概念がなくなりましたが、施設サービス計画と併せて栄養ケア計画を、入所者または家族にわかりやすく説明し、同意を得る必要があります[2)]。

## 栄養ケア計画書

栄養ケア計画書は、栄養ケア単独型の「栄養ケア・経口移行・経口維持計画書」と、多職種連携型の「リハビリテーション・個別機能訓練、栄養管理、口腔管理に係る実施計画書」の２

つの様式が示されました。どちらの計画書を使用しても差し支えありませんが、関連職種と共同して使いやすいものを選択します。

「令和３年度介護報酬改定」では、リハビリテーション（以下リハ）・機能訓練、口腔、栄養に関する取り組みの連携が強化され、計画作成や多職種間会議でのリハ、口腔、栄養専門職の関与が明確化されました。筆者はこれまで「リハは他領域」と考えていた部分がありましたが、今後は関連職種と共同し、質の高いていねいな栄養ケアを実施していきたいと考えています。栄養ケア計画書を作成する際は、栄養のみのケア計画内容ではなく、リハや口腔のケア計画も記載しましょう。

### 引用・参考文献

1）厚生労働省．“施設系サービスにおける栄養ケア・マネジメントの充実”．令和３年度介護報酬改定における改定事項について．87．（https://www.mhlw.go.jp/content/12404000/000768899.pdf, 2022年３月閲覧）．

2）厚生労働省．“施設サービスにおける栄養ケア・マネジメント及び経口移行加算等に関する基本的な考え方並びに事務処理手順例及び様式例の提示について”．リハビリテーション・個別機能訓練、栄養管理及び口腔管理の実施に関する基本的な考え方並びに事務処理手順及び様式例の提示について．37-41．（https://www.mhlw.go.jp/content/12404000/000755018.pdf，2022年３月閲覧）．

Q 4

# 「令和３年度介護報酬改定」で廃止された加算と新設された加算は？

医療法人社団悠翔会在宅栄養部訪問管理栄養士　**森田千雅子**　もりた・ちかこ
学校法人川崎学園大学事務局企画部川崎医科大学総合医療センター内岡山キャンパス開設準備室
管理栄養士・主任介護支援専門員　**森光大**　もりみつ・だい

## 自立支援・重度化防止の取り組みに向けて（森光大）

「令和３年度介護報酬改定」において掲げられた５つの柱のうち、３つめの柱として示されたのが「自立支援・重度化防止の取り組みの推進」です。制度の目的に沿って、質の評価やデータを活用しながら、科学的に効果が裏づけられた質の高いサービスを提供することが推進されています。その内容は「リハビリテーション・機能訓練、口腔、栄養の取り組みの連携・強化」「介護サービスの質の評価と科学的介護の取り組みの推進」「寝たきり防止など、重度化防止の取り組みの推進」とあります。廃止された加算や新設された加算について紹介します。

## 施設系サービス（森田千雅子）

「令和３年度介護報酬改定」における施設系サービスの改定ポイントは**図１**のとおりです[1, 2]。

①栄養マネジメント加算：廃止。施設基本サービス費に包括される（経過措置期間３年）。

②栄養ケア・マネジメントに関する取り組みが未実施：14 単位 / 日の減算が新設。

③低栄養リスク改善加算：廃止。

④栄養マネジメント強化加算：11 単位 / 日新設。

⑤経口維持加算：原則６ヵ月とする算定期間の要件の廃止。

⑥再入所時栄養連携加算：400 単位 / 回→ 200 単位 / 回に変更。

そのほか、「令和３年度介護報酬改定」のなかでは、口腔・栄養に関する以下のような意見もありました[3]。

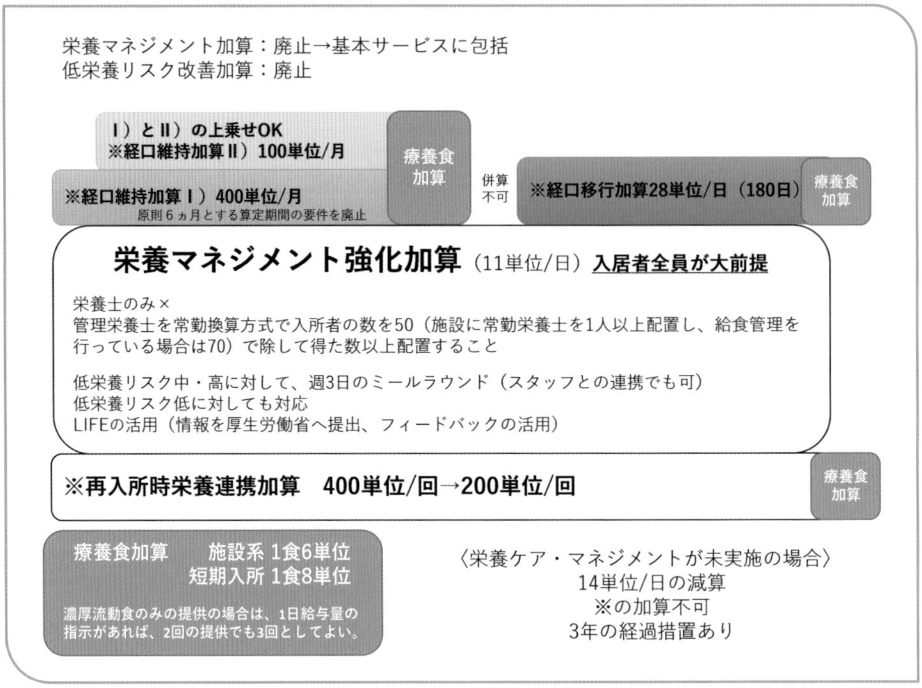


**図１** 施設系の栄養関連サービス（文献1、2を参考に作成）

・尊厳の保持と自立支援という観点から、口腔の機能改善は重要であり、これは要介護者の日常生活動作（activities of daily living；ADL）などの維持改善に資するもの。

・食事についての観察や個別相談、カンファレンスへの参加は重要であり、情報通信技術（information and communication technology；ICT）の活用を認め、平時からの歯科医療者の参画をすすめることで、利用者の健康状態の保持・増進や、施設従事者の負担軽減につなげることに加え、医療安全にもつながる。

・低栄養の予防が自立支援につながるとのエビデンスもあり、在宅においての取り組みもすすめていくべき。

つまり、厚生労働省は介護・介護予防分野における「食支援」を重要視しているのです。管理栄養士による①ICTを活用した病院や歯科医療との連携、食事についての観察や個別栄養相談、②地域で起こっている在宅の低栄養までを視野に入れた活動の推進が求められています。筆者自身、在宅の訪問管理栄養士をしているのですが「もっと地域で話ができる管理栄養士仲間が増えてほしい」と願っています。

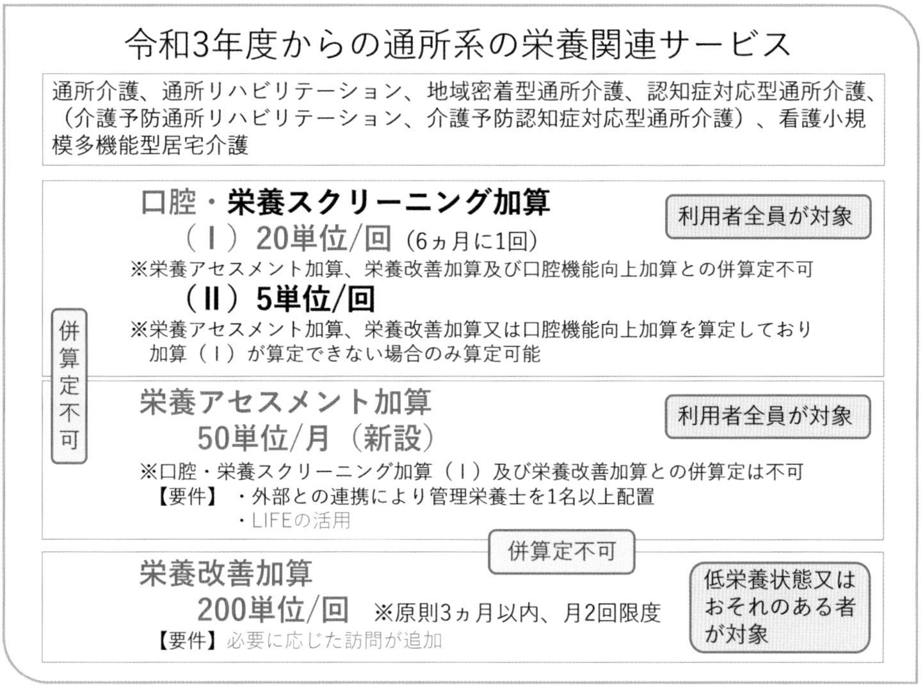
令和3年度からの通所系の栄養関連サービス
通所介護、通所リハビリテーション、地域密着型通所介護、認知症対応型通所介護、（介護予防通所リハビリテーション、介護予防認知症対応型通所介護）、看護小規模多機能型居宅介護
口腔・栄養スクリーニング加算
（Ⅰ）20単位/回（6ヵ月に1回）
※栄養アセスメント加算、栄養改善加算及び口腔機能向上加算との併算定不可
（Ⅱ）5単位/回
※栄養アセスメント加算、栄養改善加算又は口腔機能向上加算を算定しており加算（Ⅰ）が算定できない場合のみ算定可能
利用者全員が対象
併算定不可
栄養アセスメント加算
50単位/月（新設）
※口腔・栄養スクリーニング加算（Ⅰ）及び栄養改善加算との併算定は不可
【要件】・外部との連携により管理栄養士を1名以上配置
・LIFEの活用
利用者全員が対象
併算定不可
栄養改善加算
200単位/回 ※原則3ヵ月以内、月2回限度
【要件】必要に応じた訪問が追加
低栄養状態又はおそれのある者が対象

図2 通所系の栄養関連サービス（文献5を参考に作成）

## 通所系サービス（森光大）

在宅生活者の約3割が血清総たんぱく質が低いというデータ[4)]をもとに、2005（平成17）年より「栄養改善加算」の算定が開始されました。その後、リハビリテーション（以下リハ）系の加算に比較して栄養改善加算の実績が低迷していることが懸念され、2018（平成30）年には、管理栄養士以外の介護職員などでも実施可能な栄養スクリーニングを行い、介護支援専門員に栄養状態にかかわる情報を文書で共有した場合を評価した「栄養スクリーニング加算（5単位）」が開始されました。

しかし、それでもまだ、個別機能訓練加算や短期集中リハ実施加算に比べて栄養改善加算の実施件数が少ないため、「令和3年度介護報酬改定」において、栄養スクリーニング加算は、口腔の健康状態および栄養状態について確認を行う「口腔・栄養スクリーニング加算（Ⅰ）（20単位／回）」と、口腔の健康状態と栄養状態のいずれかの確認を行う「口腔·栄養スクリーニング加算（Ⅱ）（5単位／回）」に改定されました（**図2**）[5)]。さらに「栄養アセスメント加算（50単位／月）」が新設されて、「栄養改善加算」は150単位／回から200単位／回に増加し、必要に応じて利用者の居宅を訪問する取り組みが新たに追加され、科学的介護情報システム（long-term care Information system for evidence；LIFE）へ入力して、ビッグデータが構築されはじめました（図 2）[5]。これにより、データはフィードバックされて、その後の参考にできるというものです。現場の期待するクオリティーになっているかについてはまだまだ疑問がありますが、今後の発展を期待したいところです。

## 在宅系サービス（森光大）

今まで認知症対応型共同生活介護（以下グループホーム）には、とくに栄養面の介護報酬はなかったのですが、栄養改善の取り組みをすすめる観点から、管理栄養士が介護職員などへ利用者の栄養・食生活に関する助言や指導を行う体制づくりをすすめることを評価する加算として、「栄養管理体制加算（30 単位 / 月）」が新設されました[5]。

筆者が以前在籍していた医療法人にもグループホームがあり、多くの利用者にかかわっていました。まずは、全体的な衛生管理が重要です。介護保険施設の厨房とは異なり、「大量調理施設衛生管理マニュアル」の対象ではありませんが、介護職員が排泄介助も調理も行う場合があるため、冬にはノロウイルスによる食中毒の危険が高まります。家族など外部の人の出入りもあります。そこで、日によって排泄介助担当者と調理担当者を完全に分ける指導を行いました。

また、介護職員から相談があった場合は、利用者の栄養面の支援も行いました。相談内容は、食べる量が減ってきた利用者に対する支援、体重が減少傾向の利用者に対する支援、便秘傾向の人や下痢傾向の人への対策、むせながら食べて誤嚥性肺炎を起こす危険性の高い人への支援、糖尿病の血糖コントロールの仕方、慢性腎臓病の食支援など慢性疾患を悪化させない食事療法や、嚥下体操をはじめとした簡単な摂食嚥下リハ、食形態別の食べ方や介助の方法に関する指導も行いました。たとえば、仕切りのある大皿にすべてのおかずを盛りつけたほうが視界に入って食べやすい人もいれば、どんぶりを持ってかき込む食べ方をするため、一口ずつどんぶりに入れる介助（わんこそばのイメージ）が必要な人、小さな器に盛り分けて数回に分けて目の前に出すほうがよい人など、盛りつけや介助の仕方で摂取量が変わることもありました。

利用者の容態が悪化して、医療機関に入院すると、グループホームは利用者の部屋を空室にして退院まで待つことになるため、稼働率が下がり、減収入となります。元気で生活を続けてもらえるような支援が非常に重要です。

令和3年度からの居住系の栄養関連サービス

居宅療養管理指導　管理栄養士が行う場合

※通所サービス利用者は、対象外

**居宅療養管理指導（Ⅰ）**（月2回を限度）
当該指定居宅療養管理指導事業所の管理栄養士が行った場合（常勤・非常勤は問わない）

**（一）単一建物居住者1人に対して行う場合　544単位**
**（二）単一建物居住者2人から9人以下　486単位**
**（三）（一）及び（二）以外の場合　443単位**

**居宅療養管理指導（Ⅱ）**（月2回を限度）
当該指定居宅療養管理指導事業所以外の管理栄養士が行った場合

**（一）単一建物居住者1人に対して行う場合**　524単位
**（二）単一建物居住者2人から9人以下**　466単位
**（三）（一）及び（二）以外の場合**　423単位

図3　居住系の栄養関連サービス（文献6、7を参考に作成）

## 居住系サービス（森光大）

居宅療養管理指導（管理栄養士が行う場合）については、「令和２年度診療報酬改定」に追随するかたちで、主治医の所属する医療機関以外の医療機関や介護保険施設、また日本栄養士会や各都道府県栄養士会が運営する栄養ケア・ステーション®の登録管理栄養士による訪問栄養指導も「居宅療養管理指導（Ⅱ）」というかたちで明確に位置づけられました。これは、前向きなこととして評価されている場面が多いのですが、実際には、これまでも他院主治医の指示により別の医療機関の管理栄養士が居宅療養管理指導を行っていたため、新たに単位が下がって設定されたということになり、介護報酬としては減算となったと厳しく受け止めている管理栄養士もいます。つまり、フリーランスの管理栄養士が医療機関と非常勤契約して（たとえば、無床の診療所の非常勤職員となる）訪問栄養指導を行う場合には、「居宅療養管理指導（Ⅰ）」で算定でき、栄養ケア・ステーション®や外部の医療機関の管理栄養士が訪問栄養指導を行う場合には、「居宅療養管理指導（Ⅱ）」になります（**図3**）[6、7]。

また、「通院または通所が困難なもの」という表現の解釈が不明確だったのですが、「少なくとも独歩で家族・介助者等の助けを借りずに通院ができるものなどは、通院は容易であると考えられるため、居宅療養管理指導費は算定できない（やむを得ない事情がある場合を除く）」[7)] という表現が示されました。つまり、「一人で歩いて外来受診している人は居宅療養管理指導の対象外」ということになります。さらにいうと、「家族の助けや介護タクシーなどの支援を受けて外来受診している人は、居宅療養管理指導の対象」とも読みとれます。また、「（やむを得ない事情がある場合を除く。）」とも示されていますので、主治医からの指示で判断がむずかしい場合には、保険者（全国の市町村および特別区［東京23区］）に確認をして開始することが必要ですので、注意しましょう。

### 引用・参考文献


1) 厚生労働省．令和３年度介護報酬改定の概要（栄養関連）．（https://www.mhlw.go.jp/content/10900000/000818036.pdf，2022年1月閲覧）．
2) 厚生労働省．令和３年度介護報酬改定介護報酬の見直し案．（https://www.mhlw.go.jp/content/12300000/000721324.pdf，2022年1月閲覧）．
3) 厚生労働省．自立支援・重度化防止の推進（検討の方向性）．（https://www.mhlw.go.jp/content/12300000/000691249.pdf，2022年1月閲覧）．
4) 松田朗編．厚生省老人保健事業推進等補助金研究：高齢者の栄養管理サービスに関する研究報告書．1997．
5) 厚生労働省．令和３年度介護報酬改定の主な事項について．（https://www.mhlw.go.jp/content/12404000/000753776.pdf，2022年2月閲覧）．
6) 指定居宅サービスに要する費用の額の算定に関する基準（訪問通所サービス，居宅療養管理指導及び福祉用具貸与に係る部分）及び指定居宅介護支援に要する費用の額の算定に関する基準の制定に伴う実施上の留意事項について（平成12年3月1日老企第36号）（https://www.mhlw.go.jp/content/12404000/000772367.pdf，2022年2月閲覧）．
7) 厚生労働省．令和３年度介護報酬改定について．（https://www.mhlw.go.jp/content/10800000/000765915.pdf，2022年2月閲覧）．

Q 5

# 「地域包括ケアシステムの推進」とは、これまでと何が違うの？

医療法人医純会すぎうら医院栄養科管理栄養士 **馬庭章子** まにわ・あきこ

## 利用者の尊厳の保持

「平成30年度介護報酬改定」における地域包括ケアシステムの推進では、適切な医療・介護サービスが切れ目なく受けられる体制整備を目標としていました。「令和3年度介護報酬改定」では、前回の改定内容に加え、「利用者の尊厳の保持」に視点がおかれています[1)]。なかでも、今後、地域包括ケアシステムの推進に向けて管理栄養士が深く理解していかなければならない部分は、「認知症への対応力向上」「看取りへの対応の充実」についてではないでしょうか。

「認知症への対応力向上」については、認知症にかかわる加算も新設され、介護にかかわるすべての人が認知症に対して理解することを目的に、施設内外でもさまざまな研修会の開催機会が増えているようです。今後、認知症高齢者の増加に伴い、管理栄養士も施設、在宅に限らず、さまざまな場面で認知症高齢者とかかわる機会は増えることが予測できます。

## 認知症への対応力向上

筆者はおもに在宅での栄養指導を行っていますが、認知症によるさまざまな食生活上の問題に直面します。ある基幹病院から在宅移行した認知症患者Aさんについて紹介します。

Aさんは、入院前は自分の歯で普通食を全量摂取できていましたが、誤嚥性肺炎の治療による1ヵ月の入院で食事摂取が困難となり、ペースト食を1日に2～3口摂取するのみ、また、それも口にためて飲み込むことができなくなりました。口から手でかき出すことが多いため、窒息の危険があり、食事摂取は積極的にすすめないと判断されて退院となりました。体重減少率や血液検査データからも栄養状態は悪く、退院時カンファレンスでは「認知症終末期」といわれて在宅に戻りました。A さんは軽度の失語もあり、言葉のコミュニケーションがとりにくい状態でしたが、家族から「食べさせてやりたい。本人は本当に食べることが好きだった」と聞き、どのようにかかわればよいのか考えました。

介護者である家族に対しては具体的な食形態や食事内容を提案しました。また、A さんにとってなじみのある食器や食具、A さんの好きな食べものやにおい、家庭での味つけ、家族の声など、少しずつでも食べられるように、A さんにとってリラックスできる食環境をととのえました。

認知症の進行や筋力低下に加えて、入院という環境の変化に対応できなかったことが考えられました。また、ペースト食のために口腔内で食べものという認識ができずに、口にため込んでいたのではないかと推測しました。その後、多職種と食形態アップに向けて検討し、ソフトせんべいで咀嚼・嚥下が良好であることを確認しました。今では、入院前と同じ常食を食べることができるようになりました。

このように認知症であっても、本人の意思を尊重し、認知症に伴う行動や心理症状について深く理解し、つねに適切な対応ができる体制をととのえる必要があります。

## 看取りへの対応の充実

「令和 3 年度介護報酬改定」では、介護保健施設において多職種連携で行う取り組みについて、看取り期における栄養ケアの充実に関与する専門職として管理栄養士が明記されました[1)]。

筆者は、看取り期とはただ死を待つ期間ではなく、「その人らしく、本人が望む最期を過ごす大切な期間」ととらえています。当院でも栄養支援において終末期の患者にかかわることがあります。本人や家族との会話、他職種からの情報により、最期にどのような過ごし方を望んでいるか、食をとおしてどのような人生を送り、何を大切に過ごしてきたのかを想像し、それに対し管理栄養士としてどのような支援ができるかを意識しながらかかわっています。

高齢者ではありませんが、ある胃がん末期の 40 歳代女性患者の B さんの例を紹介します。

B さんは母親と姉妹とで暮らしていました。予後は週単位で、腹水による腹満感と呼吸苦から経口摂取は少量の水分程度しかとれませんでした。訪問して話を聞くなかで「家族」をいちばん大切にしており、家族一緒ににぎやかにおいしいものを食べることが B さんの望みであることがわかりました。筆者は、B さんが望む時間を過ごせるように、家族、主治医に相談しました。主治医より「身体の苦痛軽減を考えて、腹水穿刺をした後のタイミングがよい」とのアドバイスを受け、腹水穿刺実施翌日に、B さんの希望どおり、ベッドを囲んでお好み焼きパーティーをして、少量ですが食べることができました。B さんはもちろん、家族も「とてもよい時間を過ごすことができた」と話していました。

最期まで口から食べられることは、本人の喜びであり、家族の安心感にもつながるのではないでしょうか。今後、最期を介護保険施設や在宅で過ごす人が増えると予想されるなかで、食にかかわる専門職として、管理栄養士は看取り期にも積極的に関与し、多職種と連携を図ることは、重要な任務であると感じています。

### 引用・参考文献

1）厚生労働省. 令和 3 年度介護報酬改定の主な事項について.（https://www.mhlw.go.jp/content/12404000/000753776.pdf, 2022 年 1 月閲覧）.

# Q6

# 感染症や災害への対応力強化を図るとは具体的にどういうこと？

社会福祉法人熊本厚生事業福祉会特別養護老人ホームリバーサイド熊本管理栄養士
**清田順子** きよた・じゅんこ

## 施設ごとのリスク想定と対応策の検討

感染症や災害はいつ発生してもおかしくない状況です。施設には多くの入所者がおり、どのようなときも食事を止めることはできません。そのためにつねに準備し、状況に合わせて感染症や災害時の対策を更新しておく必要があります。災害時は施設の立地場所によって想定されるリスクが異なるため、自施設に応じた想定をして、あらかじめ検討しておくとよいでしょう。以下、食事提供にかかわる事故・災害について、筆者の考えを述べます。

## 想定されるリスクに応じた具体的な対応

### 調理従事者が感染した（感染症）

細心の注意をはらって日常生活を送っていても、調理従事者が感染することもあります。まず、1人が感染した場合、ほかの職員の勤務をどうするのか、あらかじめ施設で決めておきましょう。また、委託給食会社にどのように対応してもらうかについて、取り決めておくことも必要です。外部からの応援態勢が組めるかも事前に検討しておきましょう。

災害時に提供を予定している完全調理済み食品や外注の弁当などは、平時にも使用しておくことが大事です。感染症発生時や災害時は入所者も職員も不安が大きいため、使い慣れた食品や食べた記憶のある食事であれば、提供する側も食べる側も安心です。

また、厨房内の消毒については、いつ、誰が、どのように行うのかを決めておく必要があります。その期間の食事準備場所をどうするかも事前に決めておきます。

### 出勤者が制限される（感染症・災害）

調理従事者の家族が感染者となり、調理従事者が濃厚接触者として出勤を見合わせることも想定しておきましょう。また、災害時は自宅や通勤経路、保育園や学校の休校によって出勤できない場合もあります。まずは、最低人員で提供できる献立に調整する必要がありますが、その場合、誰が、どの状況で判断するのかを決めておくとよいでしょう。また、調理従事者だけでは対応できない状況も想定しておく必要があります。

以下、出勤者が制限される場合の事前検討事項です。①系列事業所の調理従事者の応援調整、②施設内他部署職員の応援がどこまで可能か、③使い捨ての食器（ディスポーザブル食器）を使用することによる洗浄物の削減、④契約業者への外注（弁当、惣菜）など、話し合って決めておきましょう。

### 管理栄養士自身が出勤できない（感染症・災害）

介護保険施設では、管理栄養士１人体制のことも多いです。自身（管理栄養士）が出勤できない場合も想定し、調理従事者や他部署職員でも対応できるようにしておくことが大切です。

まずは、災害時マニュアルを整備し、周知しておきましょう。非常災害備蓄の置き場所は周知されていますか？ 使用する機材や衛生面の注意事項もマニュアルに記載しておきましょう。また、食形態一覧を誰でも確認できるように共有しておく必要があります。当施設では、毎月、栄養状態と食形態一覧を更新し、介護ステーション内に保管しています。

いざというときに備えた災害訓練を行っておくことも重要です。作成したマニュアルに沿って訓練を行いましょう。平時に理解を深めておくことで、非常時にも落ち着いて対応できます。

### 食材の配送が止まる（感染症・災害）

施設内に立ち入りできない場合に、どのように食材などを受けとるのか、事前に取引業者と話し合いをしておきましょう。業者自体が被災したり、感染症により営業見合わせになったりすることも想定されます。取引先は一社に限定せず、日ごろから複数の取引先と調整しておくことも大切です。

### 水やガスの供給が止まる（災害）

水が出ない、洗浄や消毒ができない場合を想定し、ディスポーザブル食器を用意しておくことは必須です。

また、熱源、水源を確保しておくことも重要です。地震などでガス管が破損すると長期にわたって使用できなくなります。2016年に発生した熊本地震では、厨房機器にプロパンガスをつなげて対応したという施設もありました。水源については、井水、上水道で異なりますが、筆者が経験した熊本地震では水は出ても濁っているという状況が長く続きました。保存期間の長い防災用保存水などを備蓄しておくとよいでしょう。

### 調理室が使用できない（感染症・災害）

委託給食会社の非常時契約先を確認しておきましょう。調理従事者が感染したときと同じく、委託給食会社にどのように対応してもらうか、取り決めておく必要があります。

また、仮調理室を確保しておきましょう。当施設では、職員食堂を仮調理室として、会議室を配膳プールとして使用することにしています。職員食堂にカセットコンロなど熱源一式を、会議室に近い倉庫にディスポーザブル食器を保管しています。

### 食事が提供できない（災害）

最悪の事態が発生したときにどうするのかもあらかじめ決めておきましょう。自施設が災害に遭遇した際、避難するのか、とどまるのか、施設全体で共有する機会をつくっておくと、いざというときに施設の全職員が同じ方向に向かうことができます。

# Q7 自立支援・重度化防止の取り組みとして管理栄養士ができることは何？

特定非営利活動法人はみんぐ南河内認定栄養ケア・ステーションからふる代表　**時岡奈穂子** ときおか・なほこ

## 生活習慣病の重症化予防は介護予防につながる

介護が必要になった原因として、循環器病が21.2％ともっとも多くを占めます。その内訳は、脳血管疾患が16.6％、心疾患が4.6％です[1)]。また、リハビリテーションが必要となった原因でも脳卒中が約40％と最多です[2)]。これらのことより、生活習慣病の重症化予防は介護予防に大きな意味があることがわかります。

筋肉量の減少に伴う身体機能の低下によって活動量が低下することは、生活習慣病重症化のリスクファクターとなり、注意が必要です。その意味においても、低栄養の予防と改善は優先して取り組むべき項目といえます。

## 栄養管理とリハビリテーション・個別機能訓練、口腔管理との連携

具体的な例をあげて考えてみましょう。

糖尿病高齢者の支援を行う場合、自立支援・重度化防止の視点からは、日々の活動量を確保し、適切な血糖コントロールを行い、身体機能を維持することが重要となります。また、口腔機能が低下してかたいものが食べにくくなった場合は、しっかりとかむ必要のある低脂質で高たんぱく質の食品は摂取しにくくなり、比較的やわらかい糖質や脂質の多い食材に偏った食生活になりやすいため、結果的に血糖コントロールが不安定になったり、体脂肪が増加しやすくなったりします。

そのため、管理栄養士は、リハビリテーション（以下リハ）・個別機能訓練を行うリハスタッ

フや口腔機能の維持・向上に取り組む歯科と連携を図り、一体となって以下のような効果的な自立支援・重度化防止を実施することが期待されています[3)]。

・理学療法士や作業療法士などと連携し、筋力・持久力の向上および日常生活動作（activities of dairy living；ADL）維持・改善を目的とした、リハの負荷や活動量に応じた必要なエネルギー量や適切な栄養摂取量の調整を行う。

・歯科衛生士や言語聴覚士などと連携し、適切な口腔・嚥下機能の評価をすることで、適切な食形態・摂取方法の提供と、それによる食事摂取量の維持・改善や経口摂取の維持につなげる。

機能維持や活動量の増加とそのために必要な栄養を摂取すること、しっかりと食べられる環境をつくることをよい循環として維持できるように支援することで、高齢者自身がセルフケアをしながら前向きに活動ができる効果的な「低栄養の予防･改善」に取り組むことが重要です。

## 自立支援・重度化防止は高齢者自身も理解すべきこと

自立支援･重度化防止は、介護保険法では「国民の努力及び義務」として、第４条において「国民は、自ら要介護状態となることを予防するため、加齢に伴って生ずる心身の変化を自覚して常に健康の保持増進に努めるとともに、要介護状態となった場合においても、進んでリハビリテーションその他の適切な保健医療サービス及び福祉サービスを利用することにより、その有する能力の維持向上に努めるものとする」[4)]と定められています。地域の高齢者が「自分が思う暮らし」を続けるためには、高齢者自身がこのことを理解し、主体的に自立支援・重度化防止に取り組むことが重要です。

各地の市町村では、これらの取り組みを「介護予防･日常生活支援総合事業」として実施し、住民などの参画を促すとともに、地域の実情に合わせた多様なサービスを提供しています。管理栄養士がかかわる事業としては、自立支援に向けて介護支援専門員が多職種の意見を支援の参考とする地域ケア会議、通いの場への支援などを目的とした地域リハビリテーション活動支援事業、専門職による短期集中型訪問型サービスＣ事業などがあります。

## 地域の栄養支援体制を包括的にデザインする

栄養の課題は身体機能などに比べると自覚しにくく、また、身近な話題としてテレビや雑誌などによる情報が氾濫しています。なるべく早期から高齢者自身が適切かつ積極的にセルフケアできるように環境をととのえる必要があります。病院、施設、行政、認定栄養ケア・ステーション®など、さまざまな立場の管理栄養士が連携し、地域の栄養支援体制を包括的にデザインすることは、各支援をより効果的にすることにもつながります。

今後、私たち管理栄養士には、自立支援・重度化防止の取り組みのうえからも、医科歯科連携を含む多職種との協働、そして同職種の連携がよりいっそう望まれています。

### 引用・参考文献

1）厚生労働省. 平成28年国民生活基礎調査の概況.（https://www.mhlw.go.jp/toukei/saikin/hw/k-tyosa/k-tyosa16/index.html，2022 年 2 月閲覧）.
2）厚生労働省. 平成 27 年度介護報酬改定の効果検証及び調査研究に係る調査（平成 28 年度調査）.（https://www.mhlw.go.jp/file/05-Shingikai-12601000-Seisakutoukatsukan-Sanjikanshitsu_Shakaihoshoutantou/0000158751.pdf，2022 年 2 月閲覧）.
3）厚生労働省. 令和 3 年度介護報酬改定の主な事項について.（https://www.mhlw.go.jp/content/12404000/000753776.pdf，2022 年 2 月閲覧）.
4）厚生労働省. 介護保険制度の概要. https://www.mhlw.go.jp/stf/seisakunitsuite/bunya/hukushi_kaigo/kaigo_koureisha/gaiyo/index.html，2022 年 2 月閲覧）.

Q 8

# LIFE（科学的介護情報システム）って何？

医療法人社団悠翔会在宅栄養部訪問管理栄養士 **森田千雅子** もりた・ちかこ

## エビデンスに基づいた介護サービスの標準化

LIFE（科学的介護情報システム）とは、long-term care Information system for evidenceの略称です。1990年代以降、医療分野は「エビデンス（科学的根拠）に基づく医療（evidence-based medicine；EBM）」が実施されていたのに対し、介護分野は「個人の積み重ねた経験に基づいた判断」によるものが多く、エビデンスに基づく介護サービスを実施していたとはいえませんでした。そこで、介護分野においても客観的なデータを収集し、その情報をもとに、どの事業所でも客観的介護支援判断によって同等の介護サービスを行い、同等の効果が期待できる「エビデンスに基づいた介護サービスの標準化」を促すことで、介護サービス全体の底上げをすすめていこうと考えています。

このエビデンスに基づいた自立支援・重度化防止などを推進するためには、介護のデータベースが必要です。現場（介護保険施設）・アカデミア（研究機関）などが一体となって、介護関連データベースによる情報の収集・分析を行い、現場へフィードバックし、普及・実践を図るまでの循環を形成するシステムを構築する必要があります。そのエビデンスを蓄積し活用していくシステムが、LIFE（科学的介護情報システム）なのです[1)]。

## エビデンスは客観的な課題分析を行うための判断材料の一つ

まず、①エビデンスに基づいた介護の実践、②科学的に妥当性のある指標など現場からの収集・蓄積および分析、③分析の成果を現場にフィードバックすることで、さらなる科学的介護を推進、という①→②→③の循環システムを構築する必要があります（図）[1)]。

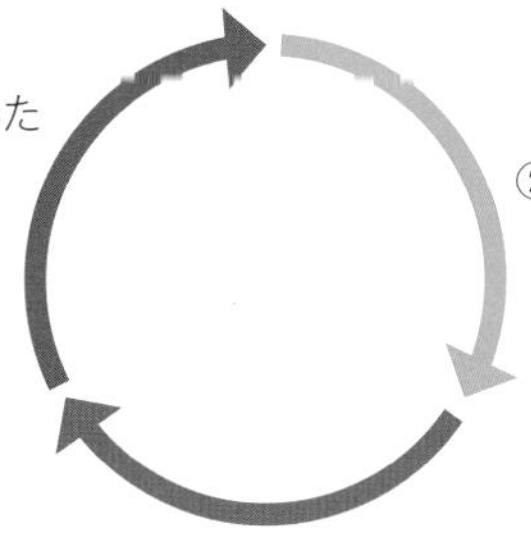
①エビデンスに基づいた
介護の実践
②科学的に妥当性のある指標など
現場からの収集・蓄積および分析
③分析の成果を現場にフィードバックすることで、
さらなる科学的介護を推進

**図 エビデンスに基づく介護を推進するための循環システム**（文献1を参考に作成）

介護保険施設の実際の取り組みで考えると、介護支援計画書などを作成し（plan）、計画書に基づいたケアを実施し（do）、その結果を評価して記録し、入力する（check）、フィードバックされた情報を、最初の介護支援計画書の見直しに反映させて改善していく（action）という、PDCA サイクルに落とし込むまでのことをいいます[1)]。

支援計画を作成するには、アセスメント（課題分析）による判断が必要です。その客観的なアセスメントの判断材料の一つがエビデンスです。けっして、エビデンスだけで支援方法を判断するというものではないため、注意してください。

根拠はデータだけではありません。「思い」も大事です。すべての管理栄養士が食の知識に裏づけされたアセスメント力をつけてほしいと願っています。課題は栄養室に落ちていません。現場（食事風景）にあるのです。

### 引用・参考文献

1）厚生労働省．第 178 回社会保障審議会介護給付費分科会（オンライン会議）資料．（https://www.mhlw.go.jp/stf/newpage_12045.html，2022 年 1 月閲覧）．

MEMO

# 第2章

# 加算算定時の注意点

Q 9

【施設系サービス】

# 栄養マネジメント強化加算を算定するときの注意点は？

社会福祉法人鷲山会特別養護老人ホーム岡山シルバーセンター管理栄養士 **窪田紀之** くぼた・のりゆき

## 管理栄養士の配置基準

筆者は、栄養マネジメント強化加算の基準・算定要件における注意点は大きく３つあると考えています。

１つ目は「管理栄養士を常勤換算方式で入所者の数を50（施設に常勤栄養士を１人以上配置し、給食管理を行っている場合は70）で除して得た数以上配置すること」[1) ]についてです。「入所者数」とは、施設の入所定員ではなく前年度の平均入所者数を指します。そのため、入所定員が52床でも前年度入所者の平均数が50名以下なら、管理栄養士を常勤換算方式で１名以上配置することで加算が算定できます。管理栄養士の常勤換算には、調理業務の委託先に配置される栄養士および管理栄養士の数を含むことはできません。

前年度入所者の平均が80名の施設に常勤の管理栄養士が２名配置されている場合、「80 ÷ 50 ＝ 1.6」となり、人員配置で余剰となった0.4人分（160時間を常勤とした場合、月間で64時間分）を用いて、併設の通所系サービスにおける栄養アセスメント加算や栄養改善加算を算定することも可能です。また、この施設に常勤の管理栄養士が１名しか配置されていない場合は0.6人分が不足しており、栄養マネジメント強化加算を算定することはできません。また、人員配置を満たしている50名のみに栄養マネジメント強化加算を算定するということもできません。栄養マネジメント強化加算は入所者全員に算定するか、算定しないかのどちらかになります。

## リスクの設定とミールラウンドの記録

2つ目は、「低栄養状態のリスクが高い入所者（中リスク、高リスク者）に対し、医師、管理栄養士、看護師などが共同して作成した栄養ケア計画に従い、食事の観察（ミールラウンド）を週3回以上行い、入所者ごとの栄養状態、嗜好などを踏まえた食事の調整などを実施すること。低栄養状態のリスクが低い入所者にも、食事の際に変化を把握し、問題がある場合は、早期に対応すること」[1)]についてです。食事観察の記録に決まった書式は提示されておらず、「食事の観察を行った日付と食事の調整や食事環境の整備などを実施した場合の対応を記録すること」とされています。食事観察には経腸栄養を利用している入所者も含まれますが、BMIやアルブミン値が正常で、体重減少のない経腸栄養利用者は「低リスク」とみなすことができます。

ミールラウンドの際、体温や血圧などのバイタル、皮膚の状態や尿量、排便状態などの表を事前につくっておき、週に1回でもフロアの看護師の記録から転記すれば、体調が安定していることをモニタリングできます。これは、評価のときに客観的な指標として「体調が安定している」ことの根拠になると考えます。ミールラウンドでは、異常なことだけを探すのではなく、良好な状態や新たな発見（好きな食べものなどの聞きとり）も記録してはいかがでしょうか。

## LIFEについて

3つ目は、「入所者ごとの栄養状態などの情報を厚生労働省に提出し、継続的な栄養管理の実施にあたって、当該情報そのほか継続的な栄養管理の適切かつ有効な実施のために必要な情報を活用していること」[1)]についてです。これは科学的介護情報システム（long-term care information system for evidence；LIFE）を用い、必要な情報を一定期間ごとに提出することで要件を満たします。情報はサービス提供月の翌月10日までに提出する必要があり、栄養マネジメント強化加算では、①新規に入所したとき、②栄養ケア計画書の変更があったとき、③少なくとも3ヵ月ごとに実施します。提出した情報は、厚生労働省で分析されフィードバックされます。介護施設・事業所ではこれを活用してケアの質の向上に取り組むことが求められます。注意点として、情報を提出すべき月に提出できなかった場合、全入所者に加算算定ができなくなります。そのためスケジュールの調整が必要です。

栄養マネジメント強化加算は1日あたりの単位数が11単位で、管理栄養士がかかわる加算としては単位数の大きなものです。当施設では2021（令和3）年4月より栄養マネジメント強化加算の算定を行っています。情報提出には時間を要することがありますが、多職種と共同して栄養アセスメントを行うことで、情報の入力漏れを防止しています。

### 引用・参考文献

1）厚生労働省．“施設系サービスにおける栄養ケア･マネジメントの充実”．介護保険最新情報．Vol.931．14．（https://www.mhlw.go.jp/content/000763160.pdf，2022 年 3 月閲覧）．
2）厚生労働省．“栄養マネジメント強化加算”．科学的介護情報システム（LIFE）関連加算に関する基本的考え方並びに事務処理手順及び様式例の提示について．介護保険最新情報．Vol.938．12-3．（https://www.mhlw.go.jp/content/000763791.pdf，2022 年 3 月閲覧）．

Q 10

【施設系サービス】

# 経口移行加算を算定するときの注意点は？

学校法人川崎学園大学事務局企画部川崎医科大学総合医療センター内岡山キャンパス開設準備室
管理栄養士・主任介護支援専門員　**森光大** もりみつ・だい

## 経口移行加算の算定要件

経口移行加算は、医師の指導に基づき、算定前の時点で経管栄養で食事をとっている入所者に、経口での食事に移行する計画を医師、歯科医師、管理栄養士、看護師などが共同して作成し、医師の指示を受けた管理栄養士または栄養士が、その計画に沿って栄養管理を実施した場合に算定できます[1]。「令和３年度介護報酬改定」で変わった点はとくにありません。

経口移行計画の作成日から起算して180日以内に限り、1日28単位を算定することができます。算定要件は、①管理栄養士または栄養士が栄養管理を行っていること、②医師の指示があること、③多職種共同による経口移行計画を作成すること、④入所者またはその家族の同意があること、⑤1入所者1回のみの算定であること、⑥起算から180日を超えた場合でも、医師の指示がある場合は算定可能であること、⑦入所者の外泊期間は算定できないこと、となっています[1]。

## 経口移行加算算定の流れに沿った経口摂取移行システム

経口維持加算を算定している介護老人保健施設や介護老人福祉施設（特別養護老人ホーム）は比較的多いようですが、経口移行加算は算定していない施設のほうが多いようです。

しかし、脳梗塞を発症して救急車で急性期病院へ入院し、手術などを経て、必要があれば胃瘻造設となって１～３ヵ月でリハビリテーション（以下リハ）病院（回復期病院）へ転院となり、リハ病院で必要なリハを受けて１～３ヵ月で退院し、自宅や介護保険施設に入所するというケースがあります。医療機関で胃瘻から経口移行のプロセスが行われず、介護保険施設や在宅で経口移行を行うことも少なくありません。筆者は、介護老人保健施設、介護付き有料老人ホーム、在宅で、経口摂取への移行に多職種で携わった経験があります。以前、筆者が勤務していたのは、歯科を含む無床の診療所を併設した介護老人保健施設です。岡山市内では、岡山大学病院のスペシャルニーズ歯科センターにて、摂食嚥下リハ従事者研修の初級コースと上級コースが毎年開催されており、法人から研修費の半額が補助されていたこともあり、筆者をはじめとした管理栄養士、歯科医師、歯科衛生士、看護師、言語聴覚士、理学療法士、作業療法士、介護支援専門員、介護福祉士など、多くのスタッフが受講して、急性期医療機関の摂食嚥下リハや食支援について勉強し、共有の認識とスキルを有していました。さらに歯科医師や筆者は、日本摂食嚥下リハビリテーション学会認定士も取得し、専門性を高めていました。このような環境ですので、経口移行加算もスムーズに実施できました。

## 移行の確認

①本人および家族より経口摂取への移行の希望がある場合と、②医師や看護師、介護スタッフから経口摂取が可能ではないかと提案される場合があります。①の場合はそのままアセスメントにすすみますが、②の場合は本人および家族の同意を得る必要があります。

## アセスメントの実施

まず、①本人が食べる気になっていること、②自力で唾液を嚥下していること、③経口摂取時に覚醒できるかどうかを確認します。そして、スクリーニング検査として、反復唾液嚥下テスト（repetitive saliva swallowing test；RSST）、改訂版水飲みテスト（modified water swallowing test；MWST）を実施します。必要に応じて可能であれば、嚥下造影（videofluoroscopic examination of swallowing；VF）検査や嚥下内視鏡（videoendoscopic evaluation of swallowing；VE）検査を行います。

## 栄養ケア計画の作成

スクリーニングやVF検査またはVE検査の結果より、①食べるときの環境、②本人が食べるときの姿勢、③食形態、液体の粘度（とろみ加減）、④本人が食べるときの食べ方、介助の場合は介助の方法をセットでプランニングします。それぞれのプランをどの職種が担当するかを栄養ケア計画書に明記します。

## モニタリングの実施

モニタリングの視点は、①栄養ケア計画に立案した項目が正しく実施されているかを確認する視点と、②本人が食べている様子や状態を観察する視点の2点に分かれます。たとえば、脳梗塞後遺症で左麻痺のある人がティルト式車いすで食事する場合であれば、ティルトを60°の角度にし（人によって異なる）、左側にクッションを挟んで右半身を下にして、左に回旋して

（左側の咽頭を閉鎖）、左側から右頬へ介助して食べてもらいます。健常な右側を使って食べることで、誤嚥を予防できるのですが、食べている間にクッションがずれていないか、また、食後に口腔ケアをした後、30分間はこの姿勢が維持されているかなどをきちんとモニタリングします。そして、本人をみて、むせはないか、のどのゴロゴロ音や嗄声を観察します。

そのほかの項目については、アセスメント表にある項目をみるとよいでしょう。本人とコミュニケーションできる場合には、食事中の感想や希望も聞きとりできるとなおよいと思います。

### 評価

経口移行加算算定時は、高リスクで栄養ケア・マネジメントを実施し、2週間ごとに評価を行います。栄養ケア計画に設定した短期目標や項目が正しく実施されていたか、できていない場合は何が原因でできていなかったのか、正しく実施された結果、本人はどのような様子で経口摂取をしていたかなどを評価します。そして、栄養ケア計画を変更する必要があるのか、そのまま継続するのかを多職種で検討します。

### 再アセスメント

食形態を改善する場合には、とくに慎重に行う必要があります。脳血管疾患からの摂食障害は、適切なケアと本人のやる気によって回復できる（常食が食べられるようになる）ことも少なくありません。ただ、再び誤嚥性肺炎を起こしてはなりませんので、予防の視点をもちながら、食形態をアップしていきます。

## 誤嚥性肺炎の可能性についても検討しておく

以上、経口移行加算算定にかかわるプロセスについて述べました。しかし、経口摂取をするということは、誤嚥性肺炎の可能性についても本人および家族に理解してもらい、誤嚥性肺炎になったときにどうするかを最初に話し合い、共有しておく必要があります。発熱したら、胃瘻に戻してしばらく安静にして落ち着くまで待つのか、医療機関へ行って積極的な治療を行うのかなど、本人・家族・多職種で話し合って事前に決めておくと、実際に誤嚥性肺炎を起こしたときの対応がスムーズに行えます[1)]。

#### 引用・参考文献

1）厚生労働省．介護保険施設入所者に対する口腔・栄養関連サービスについて．（https://www.mhlw.go.jp/stf/shingi/2r9852000001uuqn-att/2r9852000001uuu5.pdf，2022年2月閲覧）．
2）厚生労働省．令和3年度介護報酬改定の主な事項について．（https://www.mhlw.go.jp/content/12404000/000753776.pdf，2022年2月閲覧）．

Q 11

【施設系サービス】

# 経口維持加算を算定するときの注意点は？

社会福祉法人鷲山会特別養護老人ホーム岡山シルバーセンター管理栄養士 **窪田紀之** くぼた・のりゆき

## 「令和３年度介護報酬改定」における経口維持加算

「令和３年度介護報酬改定」で、経口維持加算は、原則６ヵ月とする算定期間の要件が廃止されました[1]。これにより、経口摂取を続けている限りは経口維持加算の算定が可能になりました。注意したい点は、６ヵ月を超えた場合の検査や、おおむね１ヵ月ごとの医師または歯科医師の指示についてです。

解釈によっては「嚥下評価や医師または歯科医師の指示は初回のみで、それ以降は不要」ともとることができます。この疑問に対して、厚生労働省から示されているＱ＆Ａには、「月１回以上行うこととされている食事の観察および会議などにおいて、検査や誤嚥防止のための食事の摂取をすすめるための特別な管理を行う必要性について検討し、必要に応じて対応されたい」とあります[2]。「嚥下評価や医師または歯科医師からの指示が不要」とは記載されていないのです。

当施設では、栄養スクリーニングを行う３ヵ月ごとに嚥下評価を実施し、毎月の会議で加算を継続するか終了するかを判定しています。食事観察は、栄養マネジメント強化加算を算定するためのミールラウンドの記録を使用しています。以前よりもミールラウンドの回数が増加し、より細かく食事摂取状況を確認できるようになりました。

## 経口維持のモニタリング

また、経口維持計画のモニタリング表が、栄養・摂食嚥下モニタリング表に組み込まれ、以前は22あったモニタリング項目が10項目に減少しました。より細かく摂食嚥下状態を確認し

別紙様式４－１　　栄養・摂食嚥下スクリーニング・アセスメント・モニタリング　（施設）　（一部抜粋）

| フリガナ | | 性別　☐男　☑女 | 生年月日 | 生まれ | 年齢　　歳 |
|---|---|---|---|---|---|
| 氏名 | | ☐要支援　☑要介護　5 | 病名・特記事項等 | 高血圧症、誤嚥性肺炎 | 記入者名：<br>作成年月日： |
| 利用者の意向 | ・糖尿病の既往があるが、おいしく食事が食べたい（本人） | | | | 家族構成とキーパーソン　本人　－　次男（支援者） |
| 家族の意向 | ・経管栄養は望まず、口から食べることを続けて欲しい（次男） | | | | |

| | | | | | | |
|---|---|---|---|---|---|---|
| 経口維持加算（Ⅰ）又は（Ⅱ）を算定している場合は必須 | 摂食・嚥下の課題 | 摂食・嚥下機能検査 | ☐水飲みテスト ☑頸部聴診法<br>☐嚥下内視鏡検査☐嚥下造影検査<br>☐認知機能に課題あり（検査不可のため食事観察にて確認）<br>☐その他（　　）<br>実施日：　20XX年12月18日 | ☐水飲みテスト ☐頸部聴診法<br>☐嚥下内視鏡検査☐嚥下造影検査<br>☐認知機能に課題あり（検査不可のため食事観察にて確認）<br>☐その他（　　）<br>実施日： | ☐水飲みテスト ☐頸部聴診法<br>☐嚥下内視鏡検査☐嚥下造影検査<br>☐認知機能に課題あり（検査不可のため食事観察にて確認）<br>☐その他（　　）<br>実施日： | ☐水飲みテスト ☐頸部聴診法<br>☐嚥下内視鏡検査☐嚥下造影検査<br>☐認知機能に課題あり（検査不可のため食事観察にて確認）<br>☐その他（　　）<br>実施日： |
| | | 検査結果や観察等を通して把握した課題の所在 | ☑認知機能 ☐咀嚼･口腔機能<br>☑嚥下機能 | ☐認知機能 ☐咀嚼･口腔機能<br>☐嚥下機能 | ☐認知機能 ☐咀嚼･口腔機能<br>☐嚥下機能 | ☐認知機能 ☐咀嚼･口腔機能<br>☐嚥下機能 |
| | ※食事の観察 | 参加者 | ☐医師☐歯科医師☑管理栄養士<br>☐栄養士☐歯科衛生士<br>☐言語聴覚士☐作業療法士<br>☐理学療法士☑看護職員<br>☑介護職員 ☑介護支援専門員<br>実施日：　20XX年12月16日 | ☐医師☐歯科医師☐管理栄養士<br>☐栄養士☐歯科衛生士<br>☐言語聴覚士☐作業療法士<br>☐理学療法士☐看護職員<br>☐介護職員 ☐介護支援専門員<br>実施日： | ☐医師☐歯科医師☐管理栄養士<br>☐栄養士☐歯科衛生士<br>☐言語聴覚士☐作業療法士<br>☐理学療法士☐看護職員<br>☐介護職員 ☐介護支援専門員<br>実施日： | ☐医師☐歯科医師☐管理栄養士<br>☐栄養士☐歯科衛生士<br>☐言語聴覚士☐作業療法士<br>☐理学療法士☐看護職員<br>☐介護職員 ☐介護支援専門員<br>実施日： |
| | ※多職種会議 | 参加者 | ☑医師☐歯科医師☑管理栄養士<br>☐栄養士☐歯科衛生士<br>☐言語聴覚士☐作業療法士<br>☐理学療法士☑看護職員<br>☑介護職員 ☑介護支援専門員<br>実施日：　20XX年12月29日 | ☐医師☐歯科医師☐管理栄養士<br>☐栄養士☐歯科衛生士<br>☐言語聴覚士☐作業療法士<br>☐理学療法士☐看護職員<br>☐介護職員 ☐介護支援専門員<br>実施日： | ☐医師☐歯科医師☐管理栄養士<br>☐栄養士☐歯科衛生士<br>☐言語聴覚士☐作業療法士<br>☐理学療法士☐看護職員<br>☐介護職員 ☐介護支援専門員<br>実施日： | ☐医師☐歯科医師☐管理栄養士<br>☐栄養士☐歯科衛生士<br>☐言語聴覚士☐作業療法士<br>☐理学療法士☐看護職員<br>☐介護職員 ☐介護支援専門員<br>実施日： |
| | | ①食事の形態・とろみ、補助食の活用 | ☑現状維持 ☐変更 | ☐現状維持 ☐変更 | ☐現状維持 ☐変更 | ☐現状維持 ☐変更 |
| | | ②食事の周囲環境 | ☑現状維持 ☐変更 | ☐現状維持 ☐変更 | ☐現状維持 ☐変更 | ☐現状維持 ☐変更 |
| | | ③食事の介助の方法 | ☑現状維持 ☐変更 | ☐現状維持 ☐変更 | ☐現状維持 ☐変更 | ☐現状維持 ☐変更 |
| | | ④口腔のケアの方法 | ☑現状維持 ☐変更 | ☐現状維持 ☐変更 | ☐現状維持 ☐変更 | ☐現状維持 ☐変更 |
| | | ⑤医療又は歯科医療受療の必要性 | ☑現状維持 ☐変更 | ☐現状維持 ☐変更 | ☐現状維持 ☐変更 | ☐現状維持 ☐変更 |
| | 特記事項 | | 傾眠することもあるが、食事は全量摂取が出来ている。口腔内に食物残渣が残りやすく、一口量やペースに注意する。体重は今月も34kg台を維持している。 | | | |

※経口維持加算（Ⅱ）を算定する場合は、医師、歯科医師、歯科衛生士又は言語聴覚士が参加していること

**図**　栄養・摂食嚥下スクリーニング・アセスメント・モニタリング（施設）（一部抜粋）の記入例

たい場合は、以前の項目を使用してもよいと考えています。摂食嚥下に興味があり、日本摂食嚥下リハビリテーション学会認定士をとっている人のなかには、別書式を自分で作成している人もいます。

経口維持計画書も栄養ケア計画書に組み込まれました。これまで経口維持計画書にも栄養ケア計画書にも記載していた内容が統一でき、作業の簡素化を図ることができます。

栄養マネジメント強化加算を算定している場合、嚥下評価の検査日、食事観察や多職種会議を実施した日、計画の変更の有無について科学的介護情報システム（long-term care information system for evidence；LIFE）を用いて情報提出します。「特記事項」は情報提出されませんが、具体的なケアの内容や変更点、会議での発言などを記入しています（図）。

### 引用・参考文献

1）厚生労働省．"施設系サービスにおける栄養ケア・マネジメントの充実"．介護保険最新情報．Vol.931．14．（https://www.mhlw.go.jp/content/000763160.pdf，2022年3月閲覧）．
2）厚生労働省．"経口維持加算について"．令和3年度介護報酬改定に関するQ&A（Vol.3）（令和3年3月26日）．介護保険最新情報．Vol.952．60．（https://www.mhlw.go.jp/content/000763822.pdf，2022年3月閲覧）．

Q12

【施設系サービス】

# 再入所時栄養連携加算を算定するときの注意点は？

社会福祉法人勧修福祉会特別養護老人ホーム長楽園管理栄養士　**前田久美** まえだ・くみ

## 再入所時栄養連携加算とは

再入所時栄養連携加算は、「平成 30 年度介護報酬改定」で新設された、比較的歴史の浅い加算です。新設当初は 1 回 400 単位でしたが、「令和 3 年度介護報酬改定」で 1 回 200 単位に改定されています[1)]。

再入所時栄養連携加算は、「当該指定介護老人福祉施設、地域密着型介護老人福祉施設入居者生活介護、介護老人保健施設、介護医療院の管理栄養士が当該者の入院する医療機関を訪問の上、当該医療機関での栄養に関する指導又はカンファレンスに同席し、当該医療機関の管理栄養士と連携して、二次入所後の栄養ケア計画を作成すること」[1)] とあります。つまり、施設に入所中の利用者が、病状悪化により病院に入院、回復して退院が近い場合です。そのタイミングで、施設の管理栄養士が入院先の管理栄養士と連携して二次入所（退院）後の栄養ケア計画を作成する取り組みを評価した加算です。

対象者は、入院中に「施設入所時とは大きく異なる栄養管理が必要となった場合」、具体的には「経管栄養または嚥下調整食の新規導入となった場合」[1)] としています。筆者が経験したケースでは、一口きざみ食からペースト食に変わって、再入所となったときに算定しました。

## 「令和 3 年度介護報酬改定」での変更点

「平成 30 年度介護報酬改定」での新設当初は、介護保険施設の管理栄養士が入院先の医療機関を訪問して、管理栄養士に会って相談することが条件でした。しかし、「令和 3 年度介護報酬改定」では、「指導又はカンファレンスへの同席は、テレビ電話装置等を活用して行うことができるものとする。ただし、当該者又はその家族（以下この②において「当該者等」という。）が参加する場合にあっては、テレビ電話装置等の活用について当該者等の同意を得なければならない。なお、テレビ電話装置等の活用に当たっては、個人情報保護委員会・厚生労働省『医療･介護関係事業者における個人情報の適切な取扱いのためのガイダンス』、厚生労働省『医療情報システムの安全管理に関するガイドライン』等を遵守していること」[1)]という文章が追加されました。新型コロナウイルス感染症の感染拡大以降、リモートでのカンファレンスやミーティングが行われるようになったので、病院の管理栄養士と施設の管理栄養士もリモートによるカンファレンスが可能になったということになります。

## 再入所時栄養連携加算のポイント

再入所時栄養連携加算は、入院先の管理栄養士と施設の管理栄養士が「顔と顔を合わせて話をする」ということを重要視しています。この取り組みにより、病院の管理栄養士と施設の管理栄養士との顔のみえる関係づくりを推進しています。

初回算定時には本加算の説明など、入院先の管理栄養士と連絡を取り合うことになります。特別養護老人ホームで働く筆者にとって、医療機関の管理栄養士は「レベルが高く、知識も豊富で忙しそう」という印象があり、電話をすることさえ勇気が必要な行動でした。しかし、実際はたいへんていねいに対応してもらいました。

算定要件が、「経管栄養･嚥下調整食導入の場合」となっており、機会が少なく、算定は１回きりでした。しかし、算定に至らなくても、その後、電話連絡ができる関係性を少しでも構築することができたのは、大きな成果であると感じています。

## 再入所時栄養連携加算算定に向けて

筆者は、本加算の算定に向けて事前準備を行いました。

まずは、入退所の窓口となる生活相談員に本加算を説明し、要件を満たしそうなケースがあれば連絡してほしいと伝えておきました。そうすると、ある日、生活相談員が入院中の利用者の面会に行く際に誘ってくれたのです。このときは、算定要件を満たさないケースでした。しかし、まずは一歩踏み出してみようと思い、面会に一緒に行くことにしました。入院先の病院では、「看護師さんですか？ ふだんからこのようにむせていましたか？」「施設にいるときからこのような食べ方でしたか？」など、病院スタッフからいろいろと質問を受けました。

その数ヵ月後、別のケースで、生活相談員、入院先の医療ソーシャルワーカー、入院先の管理栄養士という手順で調整を行い、算定に至りました。退院時の連携はもちろんですが、病院スタッフが「ふだんの様子」の情報を必要としていることを実感しました。医療介護の連携強化は必要だと実感し、今後も少しでも推進できるよう取り組んでいきます。



### 引用・参考文献

1）厚生労働省．令和３年度介護報酬改定について．（https://www.mhlw.go.jp/stf/seisakunitsuite/bunya/0000188411_00034.html，2022 年１月閲覧）．

2）厚生労働省．指定居宅サービスに要する費用の額の算定に関する基準（短期入所サービス及び特定施設入居者生活介護に係る部分）及び指定施設サービス等に要する費用の額の算定に関する基準の制定に伴う実施上の留意事項について（平成 12 年３月８日老企第 40 号）（抄）．（https://www.mhlw.go.jp/content/12404000/000772372.pdf，2022 年１月閲覧）．

Q 13

【施設系サービス】

# 療養食加算を算定するときの注意点は？

社会福祉法人勧修福祉会特別養護老人ホーム長楽園管理栄養士 **前田久美** まえだ・くみ

## 療養食加算とは

療養食加算は「主治の医師により利用者に対し疾患治療の直接手段として発行された食事箋に基づき、利用者等告示に示された療養食が提供された場合に算定すること」[1] とあります。

加算の対象となる療養食は、疾病治療の直接手段として、医師の発行する食事箋に基づいて提供される利用者の年齢、病状などに対応した栄養量および内容を有する治療食（糖尿病食、腎臓病食、肝臓病食、胃潰瘍食［流動食は除く］、貧血食、膵臓病食、脂質異常症食、痛風食）および特別な場合の検査食[1] のことをさします。

短期入所生活介護、短期入所療養介護、介護老人福祉施設（特別養護老人ホーム）、地域密着型介護老人福祉施設入居者生活介護、介護老人保健施設、介護療養型医療施設、介護医療院にて算定できます[2]。

## 療養食加算の変更点

療養食加算は、「平成 27 年度介護報酬改定」で、経口移行加算または経口維持加算と併せて算定できるようになりました。

「平成 30 年度介護報酬改定」では、1 日 18 単位から 1 食 6 単位（短期入所は 1 日 23 単位から 1 食 8 単位）に変更になっています[2, 3]。つまり、朝食後に退所した場合、以前は 23 単位（1 日分）算定できましたが、改定後は朝食までの 6 単位の算定になります。何らかの理由によって昼食だけ提供しなかったという場合も、昼食だけ算定できませんので、請求業務の担当者と情報共有しておく必要があります。

## 療養食加算の注意点

### 医師の指示に基づいた療養食の提供

療養食は、主治の医師より発行された食事箋が必要です。また、血液検査の数値が改善すれば、その時点ですぐに算定できなくなるのかというとそうではなく、「医師が必要性を認めなくなるまで」とあります。筆者は、改善した血液検査の結果を看護職員と医師に伝えて、今後の栄養ケアの方向性を相談するようにしています。

### 献立表の確認

療養食加算の算定には、療養食の献立表が必要です。献立作成を委託していても、施設の管理栄養士・栄養士が、献立の確認を行う必要があります。たとえば、腎臓病食は、毎日「腎臓病食の食塩6g未満」が守られているかどうかを確認します。「6g未満」とは当然ながら6gは含みません（5.9gまで）。「数日の平均」「今日は行事食だから少しくらいオーバーしてもよいよね」といった解釈ではなく、毎日6g未満です。

## 療養食についてあらためて考える

### 給食会社との連携

当園は、献立作成を給食会社に委託しています。療養食の献立確認をとおして経験した給食会社との連携について紹介します。

ある日、給食会社の管理栄養士に伝えることとして、糖尿病食の献立について「エネルギーが高いので、もう少し下げてください」と、献立表にいくつか付箋を貼りました。しかし、そこであらためて「なぜエネルギー調整がうまくいかないのか」を考えました。すると、朝食に数種類のパンが出る日に、エネルギーが上がる傾向にあることがわかりました。それを給食会社の管理栄養士へ伝えたところ、パンでのエネルギー調整に苦慮していたようで、ホッとした様子でした。その後、筆者は、無理なお願いをしていたことを反省しました。朝食はご飯のほうが、普通食から糖尿病食へ展開しやすいことがわかりました。もちろん、1日の料理の組み合わせは施設によって異なるので、一概に、糖尿病には朝食はご飯のほうがよいというわけではありません。それからは、献立を確認した際に、「どうして調整できないのか」を一緒に考えるようにしています。

給食会社との連携は、長年大きな悩みの一つですが、よりよい療養食提供に向けて、一緒に考えること、また伝え方や伝えるタイミングは配慮するようにしています。

## 高齢者はいつまで食事制限をするのか

腎臓病食を提供中の利用者で、「漬けものが食べたい」という利用者がいました。また、家族から差し入れをもらって食べていたケースもあります。「療養食提供中は、差し入れはダメといっているのに、家族がもってくる」と施設では大騒ぎになり、「管理栄養士から注意してください」という話になったこともあります。

そのようなときには、本人・家族の意向（時には言葉の奥に隠された思い）をしっかりと聞きとり、医師へ相談し、多職種で調整を行って、療養食を中止して成功した例があります。なぜ、「成功」なのかというと、療養食を中止した後、利用者が念願の漬けものを食べたときに「あぁ、おいしい」と、とてもうれしそうな表情をしたからです。これぞ、生活の質（quality of life：QOL）向上であり、何度も話し合いを行ったスタッフ一同、充実感でいっぱいでした。

「いつまで食事制限が必要か」については、血液検査データ、栄養状態、利用者の状態や様子などによって評価し、必要であれば多職種で話し合うようにしています。

### 引用・参考文献


1）厚生労働省．“平成 21 年 4 月改定関係 Q ＆ A（Vol.2）について”．介護保険最新情報．Vol.79．（https://www.wam.go.jp/gyoseiShiryou-files/resources/f5ed55ae-5aac-47af-8c3b-a84f08a5dba8/介護保険最新情報 Vol.79.pdf，2022 年 1 月閲覧）．

2）厚生労働省．平成 30 年度介護報酬改定における各サービス毎の改定事項について．（https://www.mhlw.go.jp/file/05-Shingikai-12601000-Seisakutoukatsukan-Sanjikanshitsu_Shakaihoshoutantou/0000192302.pdf，2022 年 2 月閲覧）．

3）厚生労働省．平成30年度介護報酬改定について．（https://www.mhlw.go.jp/stf/seisakunitsuite/bunya/hukushi_kaigo/kaigo_koureisha/housyu/kaitei30.html，2022 年 2 月閲覧）．

4）厚生労働省．指定居宅サービスに要する費用の額の算定に関する基準（短期入所サービス及び特定施設入居者生活介護に係る部分）及び指定施設サービス等に要する費用の額の算定に関する基準の制定に伴う実施上の留意事項について（平成 12 年 3 月 8 日老企第 40 号）（抄）．（https://www.mhlw.go.jp/content/12404000/000772372.pdf，2022 年 1 月閲覧）．

Q 14

【通所系サービス】

# 口腔・栄養スクリーニング加算を算定するときの注意点は？

株式会社アール・ケア通所介護事業部管理栄養士 **牧嶋悠** まきしま・ゆう

## 口腔・栄養スクリーニング加算とは

「令和３年度介護報酬改定」より、栄養・口腔・リハビリテーションの一体的連携が強化されています。通所介護施設の栄養関連加算を図に示します[1]。従来の栄養スクリーニング加算は廃止され、口腔･栄養スクリーニング加算（Ⅰ）（Ⅱ）が新設となりました。従来の加算は栄養面のみの評価（スクリーニング）でしたが、口腔・栄養スクリーニング加算は、栄養スクリーニングと口腔スクリーニングが一体となっています。利用者の口腔機能低下を早期に確認し、適切な管理などを行うことで重度化予防につなげるという観点から、個々の栄養・口腔の状態を的確に把握したうえで、よりよいケアを提供することを目的としています。また、管理栄養士や介護職員などによる口腔・栄養スクリーニングの実施を評価する加算となりました。算定開始から６ヵ月ごとに、①口腔の健康状態、②栄養状態について確認し、担当ケアマネジャーと文書で共有することが算定要件となっています。当施設では、体重測定と口腔状態を聞きとった日に、ケアマネジャーにファクシミリを送り情報共有しています。

しかし、６ヵ月の間に入院などによる大きな変化がみられたり、改定前から栄養改善加算の算定をしていたことから、より詳細なアセスメントが必要となる場合があります。そこで当施設では、口腔の健康状態については口腔機能向上加算を算定し、栄養状態については栄養アセスメント加算（**54** ページ）と栄養改善加算（**56** ページ）を積極的に算定しています。

口腔･栄養スクリーニング加算（Ⅰ）は、前述した①および②を確認することで６ヵ月に一度、20 単位 / 回が算定され、口腔･栄養スクリーニング加算（Ⅱ）は、①または②のいずれかを確認することで６ヵ月に一度、５単位 / 回が算定されます[2]。

**通所介護等における口腔衛生管理や栄養ケア･マネジメントの強化**

- 通所系サービス等について、介護職員等による口腔スクリーニングの実施を新たに評価する。管理栄養士と介護職員等の連携による栄養アセスメントの取組を新たに評価する。栄養改善加算において、管理栄養士が必要に応じて利用者の居宅を訪問する取組を求める。【告示改正】
- 認知症グループホームについて、管理栄養士が介護職員等へ助言・指導を行い栄養改善のための体制づくりを進めることを新たに評価する。

**通所系サービス、多機能系サービス、居住系サービス**

| 〈現行〉 | | 〈改定後〉 | |
|---|---|---|---|
| 栄養スクリーニング加算　5単位/回<br>（※6月に1回算定可） | ➡ | 口腔・栄養スクリーニング加算（Ⅰ）20単位/回 | （新設） |
| | | 口腔・栄養スクリーニング加算（Ⅱ）　5単位/回 | （新設） |

〔算定要件〕
加算（Ⅰ）は①及び②に、加算（Ⅱ）は①又は②に適合すること。（加算（Ⅱ）は併算定の関係で加算（Ⅰ）が取得できない場合に限り取得可能）
①当該事業所の従業者が、利用開始時及び利用中6月ごとに利用者の口腔の健康状態について確認を行い、当該利用者の口腔の健康状態に関する情報を当該利用者を担当する介護支援専門員に提供していること。
②当該事業所の従業者が、利用開始時及び利用中6月ごとに利用者の栄養状態について確認を行い、当該利用者の栄養状態に関する情報（当該利用者が低栄養状態の場合にあっては、低栄養状態の改善に必要な情報を含む。）を当該利用者を担当する介護支援専門員に提供していること。

**通所系サービス、看護小規模多機能型居宅介護**

| 〈現行〉 | | 〈改定後〉 | |
|---|---|---|---|
| 栄養改善加算　150単位/回<br>（※1月に2回を限度） | ➡ | 栄養アセスメント加算　50単位/月 | （新設） |
| | | 栄養改善加算　200単位/回 | ※看護小規模多機能型居宅介護を対象に加える |

〔算定要件〕
**〈栄養アセスメント加算〉**※口腔・栄養スクリーニング加算（Ⅰ）及び栄養改善加算との併算定は不可
・当該事業所の従業者として又は外部との連携により管理栄養士を1名以上配置していること
・利用者ごとに、管理栄養士、看護職員、介護職員、生活相談員その他の職種の者が共同して栄養アセスメントを実施し、当該利用者又はその家族に対してその結果を説明し、相談等に必要に応じ対応すること
・利用者ごとの栄養状態等の情報を厚生労働省に提出し、栄養管理の実施に当たって、当該情報その他栄養管理の適切かつ有効な実施のために必要な情報を活用していること（CHASEへのデータ提出とフィードバックの活用）
**〈栄養改善加算〉（追加要件）**
栄養改善サービスの提供に当たって、必要に応じ居宅を訪問することを新たに求める。

**認知症グループホーム**

栄養管理体制加算　30単位/月（新設）

〔算定要件〕
・管理栄養士（外部との連携含む）が、日常的な栄養ケアに係る介護職員への技術的助言や指導を行うこと。

図　リハビリテーション・機能訓練、口腔、栄養の取り組みの連携・強化（文献1より）

## 算定の注意点

口腔・栄養スクリーニング加算の（Ⅰ）と（Ⅱ）は同時算定できません。口腔・栄養スクリ

ーニング加算に基づく口腔または栄養スクリーニングを実施するか、栄養アセスメント加算に基づく栄養アセスメントを実施し、その結果、栄養改善加算に係る栄養改善サービスが必要とされた場合は、口腔・栄養スクリーニング加算または栄養アセスメント加算の算定月でも、栄養改善加算が算定できます。また、栄養改善加算と口腔・栄養スクリーニング加算（Ⅱ）は同時算定できます[3)]。



### 引用・参考文献

1）厚生労働省.“資料1 令和3年度介護報酬改定の主な事項”. 第199回社会保障審議会介護給付費分科会（Web会議）資料1. 27.（https://www.mhlw.go.jp/stf/newpage_16033.html, 2022年3月閲覧）.
2）厚生労働省. 令和3年度介護報酬改定の概要（栄養関連）.（https://www.mhlw.go.jp/content/10900000/000818036.pdf, 2022年3月閲覧）.
3）日本栄養士会. 令和3年度介護報酬に関する質問と回答（Vol.5）.（https://www.dietitian.or.jp/news/upload/data/274_05.pdf, 2022年3月実施）.

Q 15

【通所系サービス】

# 栄養アセスメント加算を算定するときの注意点は？

株式会社アール・ケア通所介護事業部管理栄養士 **牧嶋悠** まきしま・ゆう

## 栄養アセスメント加算とは

栄養アセスメント加算は、「令和３年度介護報酬改定」より新設されました。栄養ケア・マネジメントの強化を目的とし、栄養改善が必要な利用者を的確に把握して適切なサービスにつなげる加算です[1)]。算定要件は**表**のとおりです。栄養アセスメント加算は50単位／月で、毎月算定できますが、１ヵ月以上通所介護施設の利用がない場合は算定できないため注意が必要です。また、栄養改善サービスを提供している月途中での入院や、何らかの理由により通所サービスが終了となった場合、その月は算定することができません。ただし、その月に１回でも利用があり、アセスメントを実施していれば算定可能となります。

基本的に利用者全員が対象となりますが、利用者から算定の同意が得られない場合は、口腔・栄養スクリーニング加算（**51ページ**）を算定することで経過観察を行い、アセスメントの必要があれば再度加算の承諾を促します[1)]。

## 当施設の状況

当施設では、利用者の約90％に栄養アセスメント加算を算定しています。そのため、全利用者を対象に１ヵ月に１回、低体重や浮腫がある人は１ヵ月に２回以上の体重測定を行います。体重測定は多職種協同で行い、前月と比較した増減を確認し、その後利用者と結果を共有します。職種を問わず利用者にフィードバックを行うことで、多職種目線で利用者の身体状況を確認できます。低体重の人に対しては、管理栄養士が食事内容などを聞きとり、必要に応じて栄養改善サービスを促します。またデイサービスでの食事量は、記録する項目を従来の「主食／

表　栄養アセスメント加算の算定要件

①利用者ごとに管理栄養士、看護職員、介護職員、生活相談員とそのほかの職種の者が共同して栄養アセスメントを実施し、利用者またはその家族に対して結果を説明し必要に応じ相談などを行うこと。
②当該事業所の職員として、または外部（ほかの介護事業所、医療機関、栄養ケア・ステーション®）との連携により管理栄養士を１名以上配置していること。
③利用者ごとの栄養状態などの情報を厚生労働省に提出し、栄養管理の実施のために活用していること（科学的介護情報システム［long-term care information system for evidence；LIFE］へのデータ提出必須）。

副食」から、「主食／主菜／副菜」に変更し、たんぱく質や脂質の摂取量を把握しやすくしました。

栄養アセスメント加算算定者の体重測定を毎月行うことで、他職種の栄養面に対する意識に変化が生まれたように感じます。利用者に体重減少がある際に、測定した職員が管理栄養士に相談することも増えてきました。その結果、多職種間で栄養面に関するコミュニケーションがとりやすくなり、同時に職員全員が栄養にかかわるという意識づけになっていると思います。このように、栄養アセスメント加算が新設されたことで、低栄養の早期発見と利用者の日常生活動作（activities of daily living：ADL）維持・向上につながると同時に、多職種間での情報共有を円滑に行えるようになりました。

引用・参考文献

1）厚生労働省. 令和３年度介護報酬改定の概要（栄養関連）.（https://www.mhlw.go.jp/content/10900000/000818036.pdf, 2022 年３月閲覧）.

Q 16

【通所系サービス】

# 栄養改善加算を算定するときの注意点は？

株式会社アール・ケア通所介護事業部管理栄養士 **牧嶋悠** まきしま・ゆう

## 栄養改善加算とは

栄養改善加算とは、通所介護事業所において低栄養状態またはそのおそれのある利用者に対して、栄養相談などの栄養管理を行い、低栄養状態の改善を目的としたサービス（栄養改善サービス）を提供した際に算定できます。栄養改善サービスを行う利用者は、**表1**のア～オのいずれかに該当し、栄養改善サービスの提供が必要と認められる人です。

「令和3年度介護報酬改定」により、150単位/回から200単位/回へ単位数が引き上げられ、月2回の算定が可能です。要介護（介護給付）1～5では月2回、要支援（予防給付）では、150単位/月から200単位/月へ単位数が引き上げられ、月1回の算定が可能です。また、算定開始後3ヵ月ごとに計画を見直す必要があります。栄養改善サービスを受けている人で、月途中に入院となった場合や何らかの理由でサービスが終了となった場合でも、その月の利用があれば算定は可能です。ただし、要介護の人で1度のみサービスを利用した場合は、1回のみ（200単位）の算定となります。算定要件は**表2**のとおりです。

算定要件に「必要に応じ居宅を訪問し」とありますが、訪問を実施していないと算定が行えないということではありません。当施設では、訪問ができる人には、多いときには1ヵ月に1回の訪問を行い、独居であれば冷蔵庫のチェックなども行っています。施設には血液検査データを持参しない人も、自宅に検査結果の紙があることがしばしばあり、継続的な訪問ができる場合は積極的に訪問をしています。継続的な訪問がむずかしい場合は、電話や連絡帳（家族との連携ノート）を通じて利用者の家族とやりとりします。また、自宅の様子については送迎時などにドライバーを通じて確認しています。さまざまなツールを使い集めた情報は、ケアマネジャーへ報告するなど工夫しています。主治医の許可や指示書などは求められていませんが、

表1 栄養改善サービスの提供が必要だと認められる人

ア：BMIが $18.5kg/m^2$ 未満である者
イ：1～6ヵ月間で3%以上の体重の減少が認められる者
ウ：血清アルブミン値が3.5g/dL以下である者
エ：食事摂取量が不良（75%以下）である者
オ：そのほか、低栄養状態にある（口腔および摂食嚥下機能、生活機能の低下、褥瘡に関する事柄、食欲の低下、閉じこもり、認知症、うつ）またはそのおそれがあると認められる者

表2 栄養改善加算の算定要件

①栄養改善加算を算定する事業所の職員として、または外部（ほかの介護事業所、医療機関、栄養ケア・ステーション®）との連携により管理栄養士を1名以上配置していること。
②栄養ケア計画を作成し、進捗状況を定期的に評価していること。
③栄養改善サービスの提供にあたり、居宅における食事状況を聞きとった結果、必要に応じ居宅を訪問し、居宅での食事環境などの課題の把握や食事相談などの栄養改善サービスを提供すること。

利用者や家族、ケアマネジャーを通じて、主治医の意見や利用者の生活目標を確認し、栄養ケア計画書の作成やサービス提供を行うこともあります[1)]。

## 当施設の状況

当施設では、2019（令和元）年より栄養改善加算を算定していますが、通所介護施設での栄養管理は課題も多く、在宅での支援は私たちの指導だけではむずかしいのが現状です。利用者の食事の確認を毎日行えるわけでもなく、居宅の環境もすぐに把握することはできません。同じ低体重、同じ既往歴であっても、利用者の家族や主治医の方針、利用者の食環境により一人ひとりの指導内容・指導方法は異なります。そのため、管理栄養士が主体となり算定する加算ではありますが、看護師、理学療法士、作業療法士、介護福祉士といった多職種の意見をとり入れてサービスをすすめていく必要があります。

当施設では1ヵ月に1度、管理栄養士、事業所責任者、看護師、生活相談員が参加する栄養改善会議を開催しています。栄養改善会議では、栄養改善加算算定者の計画の見直しや現在の様子を確認したり、体重変動が大きい人や施設での食事摂取量が減少している人への栄養改善が必要かどうかを話し合います。話し合いを通じて、利用者の日々の情報共有を行う場となっています。現在は、栄養改善サービスに対するケアマネジャーの理解が低く、算定率も低い状況ではありますが、徐々にケアマネジャーから依頼を受けることも増えてきています。

通所介護施設で栄養改善サービスを促すことは、リハビリテーションの効果を上げるだけではなく日常生活動作（activities of daily living；ADL）の維持・向上につながり、自立した生活を送るための支援策の一つとして、重要であると考えています。

### 引用・参考文献

1）厚生労働省. 令和３年度介護報酬改定の概要（栄養関連）.（https://www.mhlw.go.jp/content/10900000/000818036.pdf, 2022 年 3 月閲覧）.

Q 17

【通所系サービス】

# 栄養管理体制加算を算定するときの注意点は？

株式会社アール・ケア通所介護事業部管理栄養士 **牧嶋悠** まきしま・ゆう

## 栄養管理体制加算とは

「令和３年度介護報酬改定」では、認知症グループホームに関する加算として、栄養管理体制加算が新設されました。この加算は、認知症グループホームにおいて、栄養改善の取り組みをすすめる観点から、管理栄養士が介護職員などへ利用者の栄養・食生活に関する助言や指導を行う体制づくりをすすめることを評価するものです[1]。算定要件は**表**[2]のとおりです。

算定要件中の「日常的な栄養ケアに係る介護職員への技術的助言や指導」とは、利用者の低栄養状態の評価方法、栄養ケアに関する課題（食事中の傾眠、拒食、徘徊、多動など）への対応法、食形態の調整や調理方法といった、事業所が日常的に栄養ケアを実施する際に必要と思われる事項などを指します。利用者ごとの栄養ケア・マネジメントは行いませんが、以下について、事前に介護職などから情報提供を受ける必要があります。

・低栄養のリスクがある人の栄養スクリーニングのデータ
・利用者の近時の献立、食事や生活状況について

また、ミールラウンドは介護職などと一緒に行い、問題を共有化したうえで助言や指導を行います。

管理栄養士は、これらの情報から確認できた低栄養に関する個別の問題の解決方法を、認知症グループホームの介護職員に助言・指導します。同時に、低栄養や栄養ケアの要点を利用者や介護職向けに説明するポスターを作成・掲示したり、管理栄養士が実演を交えて説明する体制づくりが必要です。さらに、管理栄養士がミールラウンドを実施してアセスメントできる体制づくりも求められます[2]。

表　栄養管理体制加算の算定要件（文献 2 を参考に作成）

| |
|---|
| ①栄養管理体制加算を算定する事業所の職員として、または外部（ほかの介護事業所、医療機関、栄養ケア・ステーション®）との連携により管理栄養士を 1 名以上配置していること。<br>②①の管理栄養士が日常的な栄養ケアに係る介護職員への技術的助言や指導を行うこと。<br>③管理栄養士は、②の「栄養ケアに係る技術的助言および指導」を行うにあたっては、以下のア～オの事項を記録すること。<br>ア：当該事業所における利用者の栄養ケアを推進するための課題<br>イ：当該事業所における目標<br>ウ：具体的方法<br>エ：留意事項<br>オ：その他必要と思われる事項 |

## 当施設の状況

当施設では、併設されているグループホームで算定に向けて動いています。グループホームのスタッフが日々抱く栄養関連の疑問について管理栄養士が回答し、全利用者の体重や水分量、食事情報をデータ化して管理栄養士が確認し、必要に応じて個人向けの栄養指導を行う予定です。

認知症高齢者の食事は生活の質（quality of life；QOL）に直結しています。栄養食事支援を行ううえで、最期までその人らしい生活を送り、利用者の自己実現を支援していくことが重要だといえます。

### 引用・参考文献

1）厚生労働省. 令和３年度介護報酬改定の概要（栄養関連）.（https://www.mhlw.go.jp/content/10900000/000818036.pdf, 2022 年 3 月閲覧）.

2）日本健康・栄養システム学会. 認知症対応型共同生活介護（認知症 GH）における栄養管理の実務のための手引き.（https://j-ncm.com/wp/wp-content/uploads/2021/04/R2tebikisyo-issiki.pdf, 2022 年 3 月閲覧）.

Q 18

【居宅サービス】

# 居宅療養管理指導を算定するときの注意点は？

特定非営利活動法人はみんぐ南河内認定栄養ケア・ステーションからふる代表　**時岡奈穂子** ときおか・なほこ

## 居宅療養管理指導とは

居宅療養管理指導は、介護保険サービスの１つです。要介護状態でも、利用者が可能な限り自宅で過ごすことや、その人の能力に応じて自立した日常生活を営むことができるよう、医師、歯科医師、薬剤師、管理栄養士または歯科衛生士などが支援するサービスです[1]。専門職が居宅を訪問して、利用者の心身の状況や環境などのアセスメントを行い、居宅での療養生活の質の向上のために管理や指導を行います。

筆者はこれまで居宅療養管理指導を通じて、食や栄養のことで困っている多くの療養者や家族と接し、管理栄養士の支援によって利用者の療養生活が安定し、家族や支援者は安心を得て、双方が日常に笑顔をみせてくれるようになったことを経験してきました。

胃瘻栄養中で低栄養の人が多職種連携によって経口摂取に移行したケース、短腸症候群でミキサー食しか食べられないといわれた人が、中心静脈栄養（total parenteral nutrition；TPN）と併用することで普通食を食べられるようになり笑顔を取り戻したケース、認知症の方の看取りの後「母を母のまま見送ることができました」と声をかけてくれた家族など、ケースによって課題も支援も異なりますが、管理栄養士にしかできない医療と生活への支援を通じて、多くの笑顔と出会うことができました。

近年の介護報酬は、居宅療養管理指導が利用しやすくなるように、連続して改定されています。ぜひみなさんも在宅の栄養管理や食支援をはじめてみてください。

## 居宅療養管理指導の実際

### 対象者

管理栄養士における居宅療養管理指導の対象者は、通院または通所が困難な在宅の利用者です。

### 位置づけ

計画的な医学管理を行う主治医の指示に基づき、その医学管理の一環として疾病治療の直接手段としての支援です。

### 主治医指示書

指導は、医師が特別食を必要とする利用者、または低栄養状態にあると医師が判断した場合に、医師の指示に基づいて行います。主治医指示書などで指示内容を明確にし、共有しておく必要があります。

### 時間

居宅療養管理指導での栄養管理に関係する情報提供や指導、助言は、利用者宅で30分以上行います。

### 管理栄養士の所属

「令和3年度介護報酬改定」では、管理栄養士による居宅療養管理指導の推進を図るため、指定居宅療養管理指導事業所（病院または診療所）と連携し、主治医の居宅療養管理指導事業所以外の医療機関や介護保険施設、日本栄養士会または都道府県栄養士会が運営する栄養ケア・ステーション®に属する管理栄養士が居宅療養管理指導を行うことが可能となりました[1)]。介護保険施設は、常勤で1以上または栄養マネジメント強化加算の算定要件の数を超えて管理栄養士を配置している施設に限ります。

### 種類と単位数

内容は表のとおり、管理栄養士の所属によって（Ⅰ）（Ⅱ）に大きく2種類に分けられます。また、単一建物居住者の人数によって3種類、さらに、それぞれ要支援を対象とした介護予防が設けられており、合計12種類となります。単位数は管理栄養士居宅療養、予防管理栄養士居宅療養ともに同じです。

### 交通費

訪問に要した交通費を利用者より実費で支払ってもらうことができます。

### 生活保護など

公費負担の対象となる場合もサービス提供が可能です。その場合は資格証明などを確認し、

表 居宅療養管理指導の種類と単位数

| | 単一建物居住者の人数 | | |
|---|---|---|---|
| | （1）1人 | （2）2～9人 | （3）10人以上 |
| （Ⅰ）当該居宅療養管理指導事業所の管理栄養士が行った場合 | 544単位 | 486単位 | 443単位 |
| （Ⅱ）当該居宅療養管理指導事業所以外の管理栄養士が行った場合 | 524単位 | 466単位 | 423単位 |



公費適用後に必要に応じて本人負担を徴収します。

## 利用者の個別性への対応

通院に介護タクシーなどを利用している場合や、要介護5だがレスパイト（介護負担軽減のための一時利用など）や入浴を目的に通所を利用している場合はどうでしょうか。居宅療養管理指導は通院または通所が困難な者を対象とします。その場合は、外来の栄養指導や通所での栄養改善加算などによって、管理栄養士の指導や支援を受けることが基本的な対応となります。しかし、通院・通所先では管理栄養士の支援が受けられない、また利用者ごとに個別に配慮するべき事情があるなど、さまざまなケースが想定されます。そのような場合は、保険者によって個別性や、やむを得ない事情が認められれば、居宅療養管理指導による栄養支援が可能となる場合もあります。判断に迷うケースは、介護支援専門員や医療介護の多職種とともに、利用者の思う生活を実現するために必要な支援とそのマネジメントについて検討を重ね、保険者である市町村の介護保険担当課などに相談してみましょう。

管理栄養士の居宅療養管理指導は他職種に比べて実施件数が少ないのが実情ですが、人はかならず栄養をとって過ごしており、在宅療養者やその家族、支援者には課題や困難を抱えるケースが多くあります。管理栄養士自身が制度をきちんと理解して、在宅療養者の暮らしを支える環境をつくっていきましょう。

### 引用・参考文献

1）厚生労働省．令和3年度介護報酬改定について．（https://www.mhlw.go.jp/stf/seisakunitsuite/bunya/0000188411_00034.html，2022年1月閲覧）．

MEMO

# 第3章

# 栄養ケア計画書

## Q19

# 栄養ケア計画書の「食事」における「長期目標」「短期目標」例は？また、「栄養ケア」のポイントとは？

社会福祉法人熊本厚生事業福祉会特別養護老人ホームリバーサイド熊本管理栄養士
**清田順子** きよた・じゅんこ

## 栄養ケアの目的とは

栄養ケア計画書の作成は、対象者のこれまでの生活のなかでの食事の占める割合、役割、好みなど、まず対象者や家族の意向を聞きとるところからはじめます。朝食一つを例にとっても「どこで食べたいのか」「何が食べたいのか」「何時に食べたいのか」「量はどれくらいか」「主食は気分や日によって変えたいのか」「一緒に飲みたいものは何か」など、私たちが日常的に自身で選択しているものは、対象者もすべて同じです。

朝食を食べない（長年食べない生活だった）人に、施設の決まった食事時間に合わせてもらうことは、サービスといえるのでしょうか。集団生活のなかで、ある程度は妥協してもらう点は出てくると思います。朝食の必要性を説明し、納得して食べてもらえるようにはたらきかけることも管理栄養士の役割と考えます。それでも朝食を食べたくない人には、その人に合った食事のリズムを考えていくことも栄養ケアであるのかもしれません。また、病気があっても食事は「おいしい」もの、「楽しい」ものであってほしいと思います。栄養ケアの目的を**表1**にまとめます。

## 栄養ケア計画書における長期目標とは

栄養ケア計画書における長期目標は、その人のもつ「強み」や「できること」の可能性を導き出し、その人が望む食生活を実現可能にするものであることが大切です。「穏やかに過ごす」「病状の安定を図る」などは、本人が望むものではなく、介助者目線の目標のように感じます。対象者が少しだけがんばればできることを長期目標として、それに向けて日々生活できるよう

表1　栄養ケアの目的

- 食事が楽しいと感じることができる
- 食事がしっかり食べられる
- 体重の増加・減少：本人の適正な体重が維持できる
- 食事をとおしてコミュニケーションがとれる
- 外食ができるようになった
- 活気が出て行事やレクリエーションに参加するようになった
- 食事に注意を要する病気が改善した
- 入院することがなくなった　など

表2　在宅復帰はむずかしい人が自宅で家族と食事を楽しむための検討事項

- **坐位保持時間**：食事の間、傾きなく坐位保持できる時間はどの程度か。
- **食形態**：嚥下調整食を摂取している人であれば、家族へ調理指導・説明を行う。
- **排泄**：自宅のトイレで排泄できるか。介助が必要であれば家族へ指導する機会が必要である。
- **そのほか**：施設から自宅までの移動手段は何か。車移動であれば、乗車から自宅玄関までの移動方法はどうするか。また、家内での移動手段など。

表3　短期目標の例

**【短期目標1】食事時間中の坐位が保てる**
- いすの座面の大きさ、クッションの種類、使用場所を決める（担当：リハビリテーション職員）
- 日々のケア時に調整して食事を開始してもらう（担当：介護職員）
- 家族に伝えて、家庭でも対応できるように調整する（担当：支援相談員）

**【短期目標2】自宅で家族と同じ食事を食べることができる（嚥下調整食対応者の場合）**
- 本人が食べたい料理、家族が食べてほしい料理を確認する
- 嚥下機能に合わせた調理法を調整する
- 家族へ調理法について説明する
- 食べやすい食材について説明する

に支援することが管理栄養士の仕事です。

「自宅で過ごしたい」と思っている人はとても多いと思います。この「自宅で過ごしたい」を例として考えてみましょう。

在宅復帰はむずかしいが、ときどき外出が可能であれば、「住み慣れた自宅で家族と食事を楽しみたい」が、現状における本人が望むことにいちばん近くなると思います。次に「自宅に戻る」「外食する」ために検討が必要なことを**表2**に示します。**表2**の内容が解決することを「短期目標」に掲げ、栄養ケアの支援内容を考えます。

## 栄養ケア計画書における短期目標とは

**表2**の「坐位保持時間」「食形態」を例に、短期目標に掲げるべき項目を示します（**表3**）。「短期目標1」のように、管理栄養士が直接担当にならない内容についても、栄養ケア計画書に記載します。

多くの入所者がいるなかで一人ひとりの要望を細かく聞きとり、対応していくことは、とてもたいへんなことです。「令和3年度介護報酬改定」では、管理栄養士が入所者へかかわる時間をできるだけ多く確保することを目的に、栄養マネジメント強化加算が新設されたと理解しています。画一的なケアではなく、入所者の楽しみである食事をとおして、本人の意向をくみとれるようなコミュニケーションスキルを養っていく必要があると感じます。

何より、筆者は利用者とコミュニケーションをとることで、元気をもらっています。それが、仕事のやりがいにもつながり、またがんばろうという気持ちにもなります。みなさんにもそのように感じて仕事をしてほしいと思います。

# Q 20

# 栄養ケア計画書の同意は、プラン「開始日」のどれくらい前に受けるべき？ 同日でもいいの？

社会福祉法人勧修福祉会特別養護老人ホーム長楽園管理栄養士 **前田久美** まえだ・くみ

## 「令和３年度介護報酬改定」における変更点

「令和３年度介護報酬改定」では、介護保険施設における栄養ケア・マネジメントの取り組みをいっそう強化する観点から、栄養マネジメント加算などの見直しが行われました。栄養マネジメント加算の要件を包括化することを踏まえ、「入所者の栄養状態の維持及び改善を図り、自立した日常生活を営むことができるよう、各入所者の状態に応じた栄養管理を計画的に行わなければならない」ことを規定しています。ただし、３年の経過措置期間を設ける[1]とあります。

「令和３年度介護報酬改定」において、栄養マネジメント加算の要件が包括化されたということは、入所者全員に栄養マネジメントを行う体制に対して評価されるもので、個々の入所者の栄養マネジメントに対する評価ではないことが大きな違いです。

また、本改定では、栄養ケア計画書の新書式が提示されています。新書式では、栄養ケア計画書の「説明と同意日」「サイン」「続柄」欄が、「説明日」のみに変更されています[2]。これは、文書負担軽減や手続きの効率化による介護現場の業務負担軽減の推進により、利用者への説明・同意などにかかわる見直しがされたものです。

厚生労働省が提示している事務処理手順では、入所（院）時の栄養スクリーニングは、「入所（院）者の入所（院）後遅くとも１週間以内に、関連職種と共同して低栄養リスクを把握する」[2]とあります。つまり、入所日と同日でも構わないですし、１週間以内ならよいということになります。なお、栄養ケア計画に変更がない場合は、同意は必要ありません。

## 栄養ケア計画書の説明・同意のポイント

施設では認知症などにより本人の同意を得ることがむずかしい場合が多く、代わりに家族に説明・同意を得ることになります。

当園では、栄養ケア計画の説明を行うのは、介護支援専門員から管理栄養士へ変更しました。その結果、家族の利用者に対する思いを理解しやすく、どのような栄養ケアをしたらよいか、家族と話し合って共有しやすくなりました。たとえば、嚥下機能低下が著明になり、老衰に近づいているような場合、「栄養補助食品を利用して、できる限り生きていてほしい」という家族には、早めに栄養補助食品を提案しました。一方、「ここまで十分に生きたから、好きなものを食べて、それでよいと思っています」という家族には、栄養補助食品よりも、メロン、くりの甘露煮、こしあんなど、ペースト状にしてもおいしい一品を中心に提案しました。大切なことは、本人および家族の思いに寄り添い、尊重することです[3)]。

最初は「説明・同意」ばかりに意識が向いてしまい、「面倒だ」と思っていました。しかし、家族に説明を重ねるうちに、家族の思いを知り、その思いを知ったうえで行う栄養ケアは、それまでとは違ったものとなり、質が向上したと実感しています[4)]。

面会に来ることのできない人は、介護支援専門員に相談しています。介護支援専門員も施設サービス計画書に説明・同意が必要なので、何らかの対処法（電話連絡、郵送）をとるはずです[3)]。たとえば、書類をあらかじめ郵送しておいて、後日電話連絡をして、栄養ケア計画の内容を説明して同意を得ます。そして同意を得た日付と誰（長男や長女など）に同意を得たかを栄養ケア提供経過記録などに記録します。

### 引用・参考文献


1）厚生労働省．“施設系サービスにおける栄養ケア・マネジメントの充実”．令和３年度介護報酬改定における改定事項について．87．（https://www.mhlw.go.jp/content/12404000/000768899.pdf, 2022 年 1 月閲覧）．

2）厚生労働省．リハビリテーション・個別機能訓練，栄養管理及び口腔管理の実施に関する基本的な考え方並びに事務処理手順及び様式例の提示について．令和３年３月 16 日．（https://www.roken.or.jp/wp/wp-content/uploads/2021/03/vol.936.pdf，2022 年 1 月閲覧）．

3）江頭文江．チームで実践 高齢者の栄養ケア・マネジメント．東京，中央法規出版，2010，174p.

4）日本栄養士会．“栄養マネジメント強化加算について”．令和３年度介護報酬に関する質問と回答（Vol.3）．4．（https://www.dietitian.or.jp/news/upload/data/274_03.pdf，2022 年 1 月閲覧）．

Q 21

# 入所時に、血液検査、身体計測、食事摂取量などの情報がない場合は、どのように対応したらいいの？

社会福祉法人勧修福祉会特別養護老人ホーム長楽園管理栄養士 **前田久美** まえだ・くみ

## 栄養ケア計画書の作成はいつ行うか？

在宅から入所されたときは、情報がない場合があります。数少ない情報にはなりますが、いったん栄養ケアの手順で栄養ケア計画書を作成します。

本来、栄養ケア計画書は、厚生労働省の通知によると、「遅くとも１週間以内に、関連職種と共同して低栄養状態のリスクを把握する」[1)]とあります。したがって、入所時に身体計測し、すぐに栄養ケア計画書を作成すればよいということです。

しかし、当園では、管理栄養士は１名体制のため、利用者の新規入所時に出勤していないことがあります。１週間はあっという間にすぎてしまうので、情報が少ない場合も「栄養ケア計画書は入所までに作成する」というルールにしています。

## 最初の栄養ケア計画書に記載する情報

とくに身体計測のデータがない場合、栄養スクリーニング・アセスメント書は、ほとんど空欄になってしまいます。記載できる項目として、「食事摂取量」「褥瘡の有無」「栄養補給法」「提供栄養量」「嚥下調整食の必要性の有無」「食事の留意事項の有無」「本人の意欲」「食欲・食事の満足感」「食事に対する意識」などがあります。

情報収集の方法は、入所前に各専門職に配布される面接調査票などを確認したうえで、生活相談員や介護支援専門員に疑問点を確認します。たとえば「食事摂取量」は、生活相談員に「全部食べているか？」「まったく食べていないか？」など、おおまかに聞きとり、５割摂取、10割摂取などを記載します。「食欲・食事の満足感」は、自力摂取ができていれば「食欲はある」

と判断します。

当園では、必要栄養量は体重から算出しています。ですから、体重の情報がない場合、最初の栄養ケア計画書には提供栄養量のみを記載しています。そのほかの栄養ケア内容として、入所後すぐに提供する「食形態の内容」「身体計測の実施」などを記載しています。入所２週間程度で再度情報収集を行い、作成し直します。

## 情報収集したい内容

「令和３年度介護報酬改定」の新書式では、自由に記載できる欄がやや少なくなりました[1]。身体計測や血液検査の結果がない場合、「客観的」評価が不十分にはなります。しかし、筆者は、そのほかの情報収集により、入所後、管理栄養士が介入する必要性の有無の予測を立てています。

まず、３食をどのように食べているかの情報を収集します。「認知症があり食事の認識がなく食べていないようだ」「糖尿病だが朝食は家族が菓子パンを差し入れている」など、さまざまな話を聞くことができます。これは、栄養・食事問題の有無を判断する手がかりになり、栄養ケア計画書も作成しやすくなります。

また、体重は不明でも、生活相談員に「（みた感じで）痩せていたか？ 足は細かったか？」と質問します。これにより、見た目で明らかに痩せている人には、低栄養のおそれがあると予測しています。

そして、上記以外に収集したい情報は「過去･現在の疾病について」「介護サービスを利用するまでの経緯（当園に入所申し込みをするまでの経緯）」「家族とのかかわりや思い」です。

糖尿病などの疾病や、いつから車いす生活になったのか、いつからむせるようになったのか、誰が毎日食事の介助をしているか、訪問や通所サービスのスタッフがかかわっているかなどを聞きとることができます。入所前に、利用者の全体像が大まかなイメージでわかるところまで把握できたら、本人・家族から聞きとる以上の、言葉では伝えきれない思いを知る手がかりになります。

このような情報を収集して、血液検査・身体計測・食事摂取量の情報がなくても、最初の栄養ケア計画書を作成しています。最初から完璧な栄養ケア計画書を作成しようとしても限界があります。できる範囲で情報収集を行い、まずは作成して、提供した食事を２週間～１ヵ月ほど食べてもらい、その間またはその後にどうなったかを評価することが重要です[2]。

また、ミールラウンドの際に本人や面会に来ている家族から聞きとりができれば、さらに情報が加わっていきます。季節が変われば本人の体調が変わることもあります。モニタリングと評価をしっかり行って、適切な栄養ケア計画書を作成しましょう。


### 引用・参考文献

1）厚生労働省．リハビリテーション・個別機能訓練，栄養管理及び口腔管理の実施に関する基本的な考え方並びに事務処理手順及び様式例の提示について．令和３年３月16日．（https://www.roken.or.jp/wp/wp-content/uploads/2021/03/vol.936.pdf，2022年１月閲覧）．

2）西堀すき江．よくわかる「栄養ケア・マネジメント」ハンドブック．第３版．東京，中央法規出版，2013，160p.

Q22

# 糖尿病がある人の栄養ケア計画書はどのように立てたらいいの？

社会福祉法人鷲山会特別養護老人ホーム岡山シルバーセンター管理栄養士 **窪田紀之** くぼた・のりゆき

## 栄養ケア計画を立てるときのポイント

### 薬物療法を行っている場合は低血糖に注意

厚生労働省の「令和元年国民健康・栄養調査」によると、「糖尿病が強く疑われる」人の割合は男女ともに年齢が上がるにつれて上昇しています。男性の70歳以上で26.4%、女性の70歳以上で19.6%にもなります[1)]。今後、基礎疾患に糖尿病をもつ施設入所者は増加していくと予想されます。

施設入所者においては、薬物の代謝機能が低下するため、糖尿病の薬物療法を行っている場合、薬剤の種類によっては低血糖の危険性が高まります。血液検査の回数が医療機関ほど多くない入所施設では、空腹時血糖やHbA1cを毎月モニタリングすることは困難です。そのため、糖尿病治療薬を使用している人は、食事摂取量や体重変化をモニタリングするとともに、発汗・動悸・振戦などの低血糖症状がないかを確認します。また、食事量が減少しているときや下痢・嘔吐がある際には（シックデイ）、速やかに主治医や看護師に確認し、薬物の調整をします。

### 食事・運動療法を中心に血糖をコントロールする

糖尿病は基本的に食事療法と運動療法による血糖コントロールをめざし、それだけでは改善しないときに薬物療法を行います。いいかえれば、薬だけでは血糖コントロールはできません。栄養ケア計画には、食事療法（指示エネルギー、たんぱく質など）と運動療法（リハビリテーション職が行う場合と介護職が行う場合）、そして糖尿病治療薬の管理が記載されていることが重要です。

食事療法では、医師や看護師をはじめとした多職種と相談したうえで必要エネルギー量や目標体重を決定します。サルコペニアやフレイル予防の観点から、重度の腎機能障害がなければ

## 栄養ケア・経口移行・経口維持計画書

| | | |
|---|---|---|
| 氏名： 様 | 入所（院）日： | |
| | 初回作成日： | |
| 作成者： | 作成（変更）日： 年 月 日 | |
| 利用者及び家族の意向 | ・生活リハビリをして歩行状態を維持したい(本人) | 説明日 |
| 解決すべき課題（ニーズ） | 低栄養状態のリスク ■低 □中 □高 | |
| | ・糖尿病の既往があるが、おいしく食事が食べたい。<br>・晩酌がしたい。 | |
| 長期目標と期間 | ・糖尿病が悪化しないように血糖コントロールができる。<br>・運動習慣を続けて、ビールをおいしく飲みたい。 | |

| 分類 | 短期目標と期間 | 栄養ケアの具体的内容（頻度、期間） | 担当者 |
|---|---|---|---|
| ①栄養補給・食事 | 血糖状態を良好に保つことができる。（3か月） | ・糖尿病食（エネルギー：1600kcal、たんぱく質：60g）を準備します。 | 管理栄養士 |
| | | ・間食時には砂糖の入っていないブラックコーヒーを用意します。 | 介護職員 |
| | | ・月に1回、体重測定を行い、栄養状態を確認します。 | 管理栄養士<br>看護師 |
| | | ・体調を確認し、食事量が半分に満たない場合には、血糖降下薬の内服を調整します。 | 看護師 |
| | | ・半年に一度、血液検査を行い、血糖状態を確認します。 | 医師<br>看護師<br>管理栄養士 |
| ②栄養食事相談 | 食事を自分でおいしく食べることができる。（3か月） | ・食事にはスプーン・フォークを使用し、お茶は湯呑みから取っ手付きマグカップに移し変えて提供します。 | 調理員<br>介護職員 |
| | | ・食事は食器の縁に「返し」と底にシリコンのストッパーの付いた介助用食器に盛り直します。 | 介護職員 |
| | おいしく晩酌ができる。（3か月） | ・ビールとグラスを冷やし、夕食時に提供します。 | 介護職員 |
| | | ・外出、外泊時には飲酒量に注意してもらいます。 | 本人 |
| ⑤多職種による課題の解決 | 運動をして歩行状態を維持することができる。（3か月） | ・昼食前のリハビリ体操、午後のラジオ体操を職員と一緒に行います。 | 介護職員 |
| | | ・夕食前に歩行器を用いて廊下を歩いてもらい、下肢筋力を保持します。 | 本人 |

| | |
|---|---|
| 特記事項 | 3か月間に大きな体重変化はなく、晩酌をしながらの野球観戦を楽しまれています。 |

※①栄養補給・食事、②栄養食事相談、③経口移行の支援、④経口維持の支援、⑤多職種による課題の解決など

算定加算：■栄養マネジメント強化加算 □経口移行加算 □経口維持加算（□Ⅰ □Ⅱ） ■療養食加算

図 症例の栄養ケア・経口移行・経口維持計画書

十分なたんぱく質の摂取が推奨されています[2)]。また、施設に入所したからといって長年の食習慣や生活習慣を変更することが困難な場合もあり、対象者に合わせた対応が求められます。

## 症例：糖尿病があり飲酒を希望する入所者の栄養ケア計画

以下で、筆者が体験した症例の栄養ケア計画を紹介します（**図**）。

### 入所者紹介

80 歳代、男性、要介護 2。既往歴は 2 型糖尿病、脊椎損傷（左半身麻痺）。身長 162cm、体重 57.1kg、BMI 21.8kg/m$^2$。検査所見は TP 6.9g/dL、Alb 4.2 g/dL、空腹時血糖 78mg/dL、HbA1c 6.0%。血糖降下薬、抗血栓薬、降圧薬を使用し、食事はエネルギー 1,600kcal の糖尿病食。

### 経過

入所後の本人の希望は「以前は毎晩ビールを飲んでいた。ここでも飲みながら野球をみたい」でした。希望をかなえるために、提供エネルギー量は変えずに食事内容を調整しました。具体的には、150g 提供していた米飯を 120g とし、そのぶんのエネルギーを缶ビール 350mL（約 150kcal）に回すことを提案しました。毎月の体重測定と 6 ヵ月ごとの血液検査による血糖コントロールの確認を条件に、主治医より許可が下りました。

### 結果

「1 日に缶ビール 350mL まで」のルールを守り、晩酌をしながらテレビで野球観戦を楽しんでいます。3 ヵ月のあいだに大きな体重変化はなく、血糖コントロールも良好に維持できています。

本症例では、「晩酌を続けたい」という入所者の希望をかなえることを目標とした栄養ケア計画を、多職種で協議して実践しました。毎月の血糖コントロールは確認できませんが、食事量や体重変化を毎月確認し、栄養状態を評価しています。今後も、医師を含めた多職種と共同することで、食事制限を最小限にして生活の質（quality of life；QOL）を下げない栄養管理を継続したいと考えています。

#### 引用・参考文献


1）厚生労働省．令和元年 国民健康・栄養調査結果の概要．（https://www.mhlw.go.jp/content/10900000/000687163.pdf，2022 年 3 月閲覧）．

2）厚生労働省．“たんぱく質”．「日本人の食事摂取基準（2020 年版）」策定検討会報告書．415-7．（https://www.mhlw.go.jp/content/10904750/000586553.pdf，2022 年 3 月閲覧）．

Q 23

# 腎臓病がある人の栄養ケア計画書はどのように立てたらいいの？

医療法人医純会すぎうら医院栄養科管理栄養士　**馬庭章子** まにわ・あきこ

## ステージによって異なる栄養管理

高齢者では、加齢に伴い腎臓病と診断される人は増加傾向にあるといわれています。栄養管理においては、慢性腎臓病（chronic kidney disease；CKD）のステージによって栄養素のとり方が異なるため、きちんと評価して栄養ケアを行う必要があります。本稿では筆者が在宅でかかわっている CKD 症例をもとに、栄養ケア計画書の作成方法について紹介します。

## 症例：CKD ステージ G4 の栄養ケア計画書の立て方

CKD ステージ G4 の A さんの症例を紹介します。**表**のアセスメントより A さんの栄養ケア計画書を作成しました（**図**）。栄養ケア計画書作成の手順として大事なことは、まずしっかりとアセスメントを行うことです。在宅では、栄養についてのアセスメントに加えて、生活のアセスメントも同時に行います。

### 栄養アセスメント

栄養アセスメントでは病状や身体状況、食事内容などに注目します。A さんは血液データから CKD ステージ G4 と評価でき、血清カリウム値も高めであることがわかります。身体状況では浮腫も認められました。食事内容は A さんと妻から聞きとりを行いますが、聞きとりのみでは不十分なため、昼食時に訪問し、実際の食事内容を確認して評価します。摂取量からエネルギーが若干不足していることがわかりました。さらに、妻のカリウムの処理方法を具体的に聞きとりました。我流で行っており、A さん、妻ともに腎臓病の食事やカリウム処理の必要性について理解が不十分でした。

**表 症例のアセスメント**

**利用者**：A さん、86 歳、男性、要介護 1。
**病名**：慢性腎不全（CKD ステージ G4）、腎性貧血、高カリウム血症。
**血液データ**：Hb 9.8g/dL、BUN 34.3mg/dL、Alb 4.0g/dL、Cre 2.52mg/dL、K 4.8mEq/L、Pi 3.0mg/dL、Ca 8.9mg/dL。
**生活背景**：若いころは船の上で荷物の積み下ろしの仕事をしており、全国を巡っていた。妻と 2 人暮らし、主介護者は妻、市内に娘 2 人がおり、ときどき訪問あり。住まいは漁港がそばにある中山間地域。買いものは移動スーパー（1 回 / 週）と生活協同組合（生協）を利用している。昨年、高齢を理由に車の免許を返納し、外出の機会減少。外出は受診程度（タクシー利用）。ADL 自立、認知症なし、浮腫軽度あり。家でときどき血圧を測っている。医師の指導によって、妻は野菜をゆでこぼしてから使うようにしているが、我流で行っている。栄養指導受診歴なし。
**1 日栄養摂取量**：1,500kcal、たんぱく質 60g、カリウム 2,000 ～ 2,500mg。
**主治医の指示**：1,800kcal、たんぱく質 60g、カリウム 1,500 ～ 2,000mg。高齢のため過度な制限はしない。細かい数字よりも妻にも理解できるように指導する。

## 生活アセスメント

次に生活アセスメントです。まず介護力について、A さんは高齢夫婦 2 人暮らしのため、介護力は十分ではありませんが、市内に娘がおり、月 1 回程度の差し入れや病院のつき添いなどには協力的でした。食事の準備に関しては日々の食材確保にやや不安がありました。山間部に居住しているため、近くにスーパーはありません。以前なら自由に車で買いものに出かけていましたが、車の免許を返納し、今は妻が移動スーパーや生協を利用して食品を用意している状況でした。

## 解決すべき課題（ニーズ）・目標

以上のアセスメントから、A さんの栄養補給面からみた課題、環境や生活からみえる課題を明らかにし、解決すべき課題（ニーズ）をみつけだします。次にその課題と A さんや家族の「透析はしたくない、今の生活が続くとよい」という意向と、主治医の指示から、目標とする計画を立てていきます。

A さんは高齢であり、介護者の妻も高齢という介護力不十分な環境での生活ですが、今の暮らしが継続できることをいちばんに望んでいました。そのためには、実践可能な範囲の食事療法で腎機能の悪化を防ぐことが、長期在宅療養を継続するための目標となります。

短期目標は長期目標を実現するためのものとなります。CKD の悪化を予防するために何を目標にしたらよいか、A さん自身や家族が実践可能な目標とするとよいでしょう。

## 栄養ケアの内容

最後に栄養ケアの内容です。ここは短期目標を達成するための具体的内容となります。A さ

## 栄養ケア計画書　（通所・居宅）

| | | |
|---|---|---|
| 氏名：　○○　○○　様 | 初回作成日：○年○月○日<br>作成（変更）日：○年○月○日<br>作成者：管理栄養士　○○○○ | |
| 医師の指示 | □なし　☑あり<br>（要点：たんぱく質、カリウム、食塩制限しながらのエネルギー確保の指導。ただし、高齢なので過度な制限はしない） | |
| 利用者及び家族の意向 | （本人）透析はしたくない。今の生活が続くといい。<br>（家族）できる限りの事はしてやりたいと思う。 | |
| 解決すべき課題（ニーズ） | 低栄養状態のリスク　□低　☑中　□高<br>・食事療法の必要性を理解し、在宅生活が継続できる | |
| 長期目標と期間 | ・食事に気をつけることで腎臓病の悪化を防ぐ　期間：3ヵ月 | |

| 分類 | 短期目標と期間 | 栄養ケアの具体的内容（頻度、期間） | 担当者 | 頻度 | 期間 |
|---|---|---|---|---|---|
| ①栄養補給・食事 | ・食事療法が実践でき、毎日おいしく食べることができる。（3ヵ月） | 腎臓病食（エネルギー1,800kcal、たんぱく質60g、食塩6〜8g、カリウム1,500〜2,000mg）の食事。 | 医師<br>管理栄養士<br>家族 | 2回/月 | 3ヵ月 |
| | | カリウム処理方法（ゆでこぼす、さらす）を伝え、家族に調理指導を行い、その必要性を伝える。 | 管理栄養士<br>家族 | 2回/月 | 随時 |
| | | 家族への介護負担を考慮して娘さんにも食事内容を説明し、協力を得る（差し入れの内容や適正量の理解）。 | 管理栄養士<br>家族 | 1回/月 | 3ヵ月 |
| ②栄養食事相談 | ・食事の準備が負担なく行える。（3ヵ月） | 移動スーパー、生協を利用して、日々の食材を確保することができる。 | スーパー担当者 | 2回/週 | 3ヵ月 |
| | | 低たんぱくでエネルギーが確保できる献立や間食の内容について資料を使い説明する。 | 管理栄養士 | 2回/月 | 3ヵ月 |
| ③多職種による課題の解決 | ・身体管理が行える（3ヵ月） | 定期的な診察を受け、血液検査などのモニタリングを行う。 | 医師<br>管理栄養士 | 1回/月 | 3ヵ月 |
| | | 定期的な体重測定を行い、浮腫の程度とあわせて推移を確認する。 | 管理栄養士 | 2回/月 | 3ヵ月 |
| | | 朝晩の血圧測定を継続して行い、血圧手帳に記載、確認する。 | 本人<br>管理栄養士 | 毎日 | 3ヵ月 |
| 特記事項 | | | | | |

※①栄養補給・食事、②栄養食事相談、③多職種による課題の解決など

図　症例の栄養ケア計画書

んの例では腎機能悪化予防の食事が一時的ではなく、継続できるものでなければなりません。高齢であることや介護力の程度も考慮したうえで、食事内容や調理法の提案を行います。誰に対して何を指導するのかを明確にするとより具体的な内容となります。

## 個人の課題（ニーズ）を明確に

このように腎臓病の栄養ケア計画書作成においては、画一的な内容ではなく、個人の栄養アセスメント、生活アセスメントから課題（ニーズ）を明確にします。そこから目標や、より具体的で実践可能な栄養ケア内容を栄養改善サービスとして落とし込むとよいでしょう。

# Q24

# 認知症がある人の栄養ケア計画書はどのように立てたらいいの？

医療法人社団久和会老人保健施設マイライフ尾根道栄養科管理栄養士　**藤浦美由紀** ふじうら・みゆき

## 高齢者施設の認知症患者

ある調査では、施設入所高齢者の95％以上が認知症という結果も出ており[1]、認知症の理解なくして栄養ケア計画は成り立ちません。

アルツハイマー型認知症（Alzheimer's disease；AD）、レビー小体型認知症（dementia with Lewy bodies；DLB）、血管性認知症（vascular dementia；VaD）、前頭側頭型認知症（frontotemporal dementia；FTD）を４大認知症といい、これらが認知症の約９割を占めています。

認知症には中核症状に伴う行動・心理症状（behavioral and psychological symptoms of dementia；BPSD）[2,3]がありますが、食支援においても認知症による食の観察点があると考え、**図１**[3]に示します。

## 認知症ではなく、人をみて栄養ケア計画を立てる

認知症の人は、食べはじめることができない（失認や失行）、食べるのを途中でやめる（集中力の低下）、食べたことを忘れる（短期記憶の低下）などがあります。そのような場合に否定的なことをいうと、食べる自信がなくなり、食事時間も楽しくありません。本人が安心して穏やかに食事ができるような配慮が必要です。

認知症の人と話をすると、その内容だけでなく声の大きさや舌の状態、口周りの筋肉や歯の状態など、たくさんの情報を得ることができます。戸惑う場合もありますが、そこから認知機能を予測することもできるため、認知症患者へも「管理栄養士の○○です」と声をかけていき

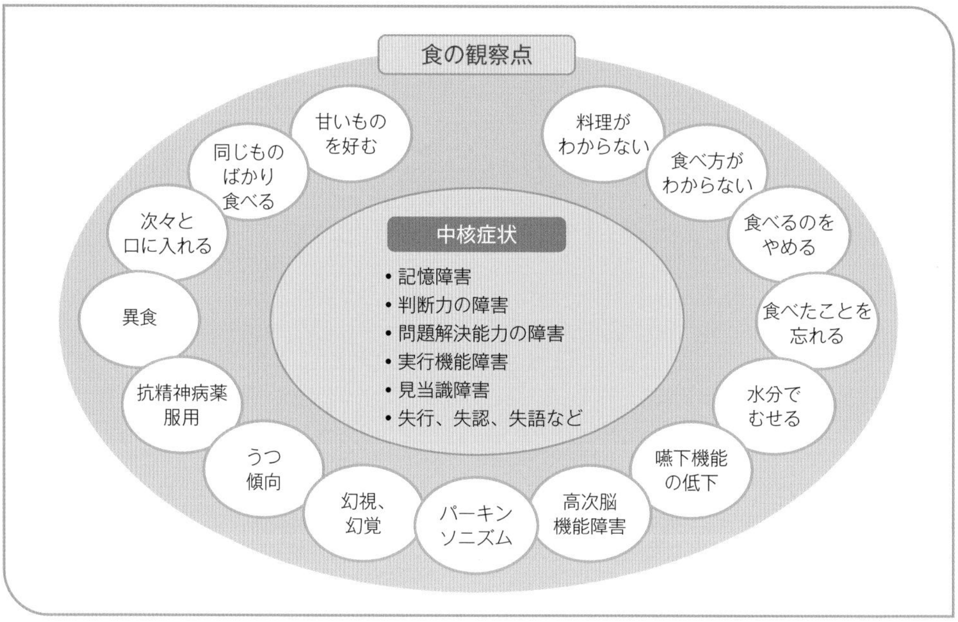


図1 認知症の中核症状と食の観察点（文献3を参考に作成）

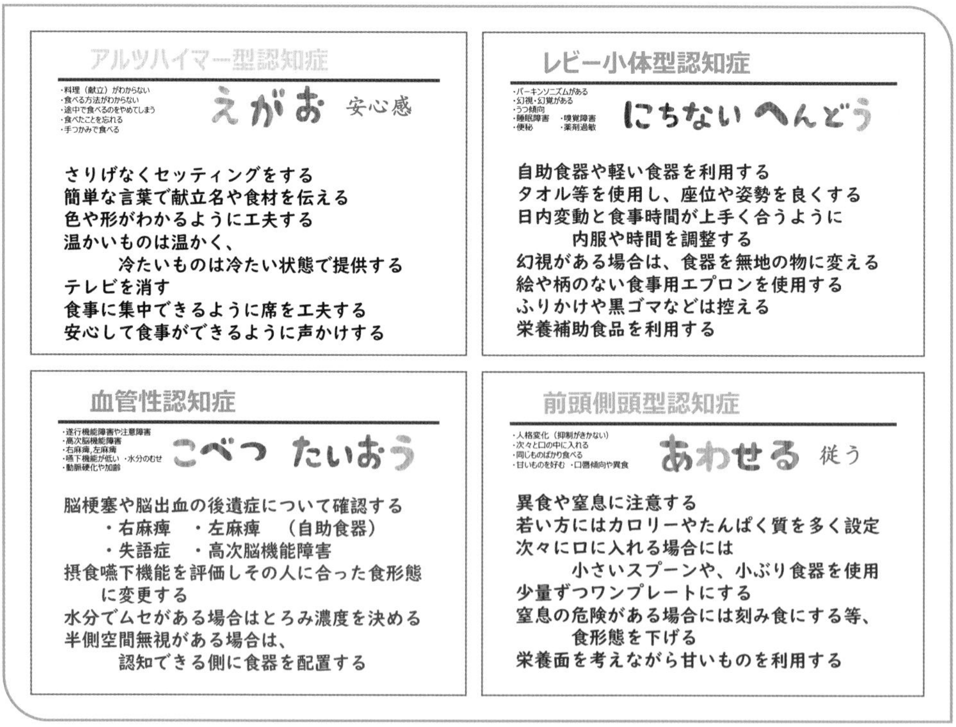

アルツハイマー型認知症
・料理（献立）がわからない
・食べる方法がわからない
・途中で食べるのをやめてしまう
・食べたことを忘れる
・手つかみで食べる
えがお 安心感
さりげなくセッティングをする
簡単な言葉で献立名や食材を伝える
色や形がわかるように工夫する
温かいものは温かく、
冷たいものは冷たい状態で提供する
テレビを消す
食事に集中できるように席を工夫する
安心して食事ができるように声かけする
レビー小体型認知症
・パーキンソニズムがある
・幻視・幻覚がある
・うつ傾向
・睡眠障害 ・嗅覚障害
・便秘 ・薬剤過敏
にちない へんどう
自助食器や軽い食器を利用する
タオル等を使用し、座位や姿勢を良くする
日内変動と食事時間が上手く合うように
内服や時間を調整する
幻視がある場合は、食器を無地の物に変える
絵や柄のない食事用エプロンを使用する
ふりかけや黒ゴマなどは控える
栄養補助食品を利用する
血管性認知症
・遂行機能障害や注意障害
・高次脳機能障害
・右麻痺,左麻痺
・嚥下機能が低い ・水分のむせ
・動脈硬化や加齢
こべつ たいおう
脳梗塞や脳出血の後遺症について確認する
・右麻痺 ・左麻痺 （自助食器）
・失語症 ・高次脳機能障害
摂食嚥下機能を評価しその人に合った食形態
に変更する
水分でムセがある場合はとろみ濃度を決める
半側空間無視がある場合は、
認知できる側に食器を配置する
前頭側頭型認知症
・人格変化（抑制がきかない）
・次々と口の中に入れる
・同じものばかり食べる
・甘いものを好む ・口癖傾向や異食
あわせる 従う
異食や窒息に注意する
若い方にはカロリーやたんぱく質を多く設定
次々に口に入れる場合には
小さいスプーンや、小ぶり食器を使用
少量ずつワンプレートにする
窒息の危険がある場合には刻み食にする等、
食形態を下げる
栄養面を考えながら甘いものを利用する


図2 4大認知症の特徴と対応例

ましょう。

軽度のADは普通食が可能ですが、DLBは早い段階から嚥下障害が出てきます。VaDは脳の障害を受けた場所によって水分の誤嚥や麻痺、半側空間無視があり、FTDは窒息のリスクがあります。認知症の診断を受けていない人や認知機能が不明な人、複数の認知症を患っている人など、介入しにくい部分もあると思いますが、4大認知症の特徴と対応例（**図2**）から、その人に合うものをみつけてください。きっと認知機能を考慮した栄養ケア計画になると思います。

また、抗精神病薬や抗認知症薬には副作用があります[4)]。管理栄養士はこれらの薬剤性嚥下障害も頭に入れておく必要があります 。

### 引用・参考文献


1）厚生労働省．"介護保険施設の利用者の状況"．平成28年介護サービス施設・事務所調査の概況．（https://www.mhlw.go.jp/toukei/saikin/hw/kaigo/service16/，2022年2月閲覧）．
2）鈴木達也ほか．認知症の周辺症状（BPSD）への対応．日本医科大学医学会雑誌．6（3），2010，135-9．
3）認知症ねっと．認知症の中核症状と行動・心理症状（BPSD/周辺症状）．（https://info.ninchisho.net/symptom/s10，2022年2月閲覧）．
4）日本老年医学会．高齢者の安全な薬物療法ガイドライン2015．（https://www.jpn-geriat-soc.or.jp/info/topics/pdf/20170808_01.pdf，2022年2月閲覧）．

Q 25

# 摂取量が少ない人の栄養ケア計画書はどのように立てたらいいの？

社会福祉法人淳風福祉会若宮老人保健センター課長／管理栄養士　**石井恭子** いしい・きょうこ

## 食べることは楽しみであり生きがい

高齢者にとって「食べること」は生活のなかでの楽しみや生きがいとなる、とても重要な行為です。しかし、加齢や疾患などのさまざまな要因で「食べること」が困難な状況となる場合もあります。「摂取量が少ない人」といってもさまざまな場面が考えられます。本稿では、筆者が施設で栄養ケア・マネジメントでかかわったケースをあげながら、どのように対応しているかを紹介します。

## 摂取量が少ない人の栄養ケア計画書の立て方

### 摂取量が少ない要因

栄養ケア計画書を立てるためには、まずアセスメントが必要です。アセスメントとして、摂取量が少ない人の「食べ方」を確認します。摂取量が少ない要因として考えられることを情報収集します（**表1**）。そして、必要栄養量を確認します。身体状態・疾患の状態によって、各栄養量や水分量をどのくらい摂取する必要があるのかを算出します。さらに、入所者または家族の希望や意向を確認しておきます。

自分の好きなものだけを偏って食べる入所者Ａさんについて紹介します。Ａさんは、菓子パンを食べるだけで、粥は残しがちでした。副食にはまったく手をつけない食べ方をしていました。要因として、認知機能面の低下によるものが大きいと考えられました。疾患や苦痛状態はみられませんでした。Ａさんに「何が食べたいですか？」と声をかけると、はっきりとした言葉は出ませんでしたが、首を振って応じてくれました。そこで、主食として菓子パンを毎食食

**表 1** 摂取量が少ない要因として考えられること

- 嗜好
- 摂食嚥下機能低下
- 認知機能低下、精神的要因
- 体力低下、気力低下
- 痛み、吐き気、呼吸困難、腹部膨満感などの疾患的要因
- 空腹を感じない　など

**表 2** 目標設定

- 食事摂取量の増加または、少量で高栄養な栄養補助食品の摂取
- 無理なく安全な食事摂取
- 水分量の確保、脱水予防
- 全身状態の確認
- 栄養状態維持、改善
- ADL 維持、改善
- 不安の軽減、精神状態の安定を図る
- 安楽に過ごせる



べてもらいました。副食は量の調整や品数を検討しましたが、まったく摂取せず、副食の代わりとして牛乳やコーヒー牛乳、果汁ジュースなどの飲みもの、高栄養の飲むゼリー（栄養補助食品）を好んでいたので、それらを飲んでもらっていました。

## 目標設定

アセスメントでの課題分析、問題抽出を把握したうえで、目標設定へとつなげていきます（**表 2**）。具体的な目標には、入所者または家族の希望や意向を反映します。**表 1** に摂取量が少ない要因をあげましたが、これらは複数が重なりあっている場合も多くあります。すべてを同時に目標とするのはむずかしいため、優先的に必要なものから設定します。

摂食嚥下機能低下や体力低下が要因と考えられる入所者 B さんについて紹介します。摂食嚥下機能に応じた食形態や食事量の調整を行うため、食事提供量が少なくなることもあります。身体状態や栄養状態に対して必要栄養量が摂取できない場合は、栄養補助食品の提供も検討しなければなりません。しかし、嚥下機能や体力が低下している人に食事量を増やすと、嘔吐や嚥下疲労による誤嚥性肺炎の危険性が考えられ、なかなか必要栄養量を摂取できないこともあります。その際には多職種と相談したうえで、摂取量増加を図ることよりも、安全な食事摂取の継続を優先することとなります。

## 栄養ケアの内容

目標設定を決めるとそれに応じてケア内容を具体化します（**表 3**）。

食事摂取量にむらがある入所者 C さんについて紹介します。副食は摂取にむらがありますが、主食の粥にはまったく手をつけず、介助で少量だけ食べていました。C さんより「お粥は味がしないので嫌い」との話を聞き、のりつくだ煮やふりかけのように味のあるものと一緒に食べてもらうことを提案しました。それからは主食を残すことなく摂取するようになりました。

このような場合のケア内容は、「嗜好対応する」と簡潔にしてもよいと思います。しかし、「粥

表3 栄養ケアの内容

| | |
|---|---|
| ●栄養補給 | ●痛み、嘔吐、呼吸苦などへの対応 |
| ●嗜好対応 | ●排便状況の確認、排便コントロールを行う |
| ●摂食嚥下状態に応じた食形態や食事量の調整 | ●義歯や口腔内の状態管理 |
| ●水分摂取量と水分のとり方の工夫 | ●体重測定、推移の確認 |
| ●栄養補助食品の選定 | ●バイタルチェック（検温・血圧）、検査値の確認 |
| ●本人の話を傾聴、家族との面会による精神的援助 | ●気分転換や適度な運動の実施 |
| ●無理強いは控える | ●食事時の環境をととのえる（姿勢・集中力など） |

表4 多職種の役割と家族の援助

- **医師**：定期回診、栄養ケアに関すること・療養食の指示、全身状態の管理、家族への説明
- **看護師**：臨床検査の実施、全身状態の観察、服薬の管理、栄養ケアに関する経過の確認
- **介護職員**：食事・水分摂取量の記録、食事時のセッティング・声かけ・見守り・介助、口腔ケア、排尿・排便の確認・記録、体重測定の実施・記録、ラジオ体操やレクリエーション活動を推進
- **相談員**：家族、病院、他施設間への連絡調整
- **PT・OT**：個別訓練・ベッド上での基本動作のリハビリテーション、坐位保持や食事摂取動作評価、食事時の環境援助
- **ST**：摂食嚥下機能評価・嚥下訓練、食形態・量の検討、口腔ケア、口腔内外のマッサージ
- **歯科医**：義歯や歯の咬合具合の調整、口腔内衛生状態確認
- **歯科衛生士**：口腔ケアの実施と指導、摂食嚥下リハビリテーション
- **ケアマネジャー**：ケアサービス計画書と栄養ケア計画書の連動、他職種への周知・傾聴、サービス担当者会議の随時開催
- **管理栄養士**：栄養状態の管理、嗜好調査、献立作成などの給食管理、食形態の検討と提案、ミールラウンド、家族への説明と相談
- **調理師**：献立表に基づく適切な調理、盛りつけ
- **家族**：本人が必要とするものの差し入れ、面会、外出・外泊（※外出・外泊は可能になれば行う）

とともに、好まれるのりつくだ煮やふりかけなどを提供する」と具体的にあげることで、ケア内容がよりわかりやすくなります。

## 多職種の役割と家族の援助

栄養ケア・マネジメントは、多職種連携で行うとよりよいケアへとつながります。ケア内容に応じて各職種の役割を決めておく必要があります（**表4**）。

食事・水分摂取量ともに極端に少ない入所者Dさんについて紹介します。加齢と疾患の悪化により、食思が徐々に低下しました。それに伴って体力低下や傾眠が強くなり、一時期は看取り介護導入となりました。看取り介護が開始となり、家族との面会を頻回に行ってもらうことができました。また、Dさんの嗜好に応じた差し入れをしてもらうこともできました。奇跡的に徐々に摂取量、体力・気力ともに回復し、看取り介護を解除することができました。多職種

表5　評価のポイント

| | |
|---|---|
| ●本人の食欲、表情 | ●脱水の有無 |
| ●本人の意欲、健康観 | ●嘔吐など、消化器症状の有無 |
| ●食事・水分摂取量の推移 | ●身体機能状態変化 |
| ●排尿、排便状況 | ●家族や多職種からみた健康観 |
| ●体温、血圧測定値 | ●目標の達成度 |
| ●血糖、生化学検査値 | ●ケア内容の効果 |
| ●体重の推移 | ●ケア内容の継続または変更 |



表6　アセスメント例：食が細く、少量しか食べられない人のケース

**入所者情報**：要介護3、年齢94歳、女性。
**認知症高齢者日常生活自立度**：Ⅱb。
**障害老人日常生活自立度**：A2。
**身体状況**：BMI 15kg/m$^2$、円背、耳が遠い。
**口腔状態**：義歯、嚥下状態問題なし。
**移動**：シルバーカー歩行。
**疾患・既往歴**：脳梗塞、慢性心不全、高血圧症、脂質異常症、脳血管性認知症。
**背景**：8年前に脳梗塞を発症して入院し、退院後7年前より当施設に入所しました。買いものをすることが好きで、数年前まではときどき外出していました。食事面では、以前より食が細い方でしたが、加齢と認知症の進行に伴い、食思がかなり低下し、体力・活気ともに低下しています。家族の希望は「無理なく食事摂取を継続してもらいたい」「現在の身体機能を維持してもらいたい」で、穏やかな施設生活を望んでいます。

**【計画書のポイント】**
- 本人、家族の意向を尊重します。
- 必要栄養量や水分量を確認し、確保します。
- 多職種の役割分担を明確にし、情報を共有します。

の役割をはじめ、家族の援助も重要だと感じます。

## 評価のポイント

さらに、設定した栄養ケアを実践していきながら、それぞれの期間に合わせて評価を行います（**表5**）。摂取量が少ない人の場合、脱水や摂取量不足による栄養素の偏りが懸念されます。摂取量を増やすことができない場合でも、入所者の表情や意欲などを評価していくことは大切です。また、摂取量が少ない人の場合、通常どおりのリハビリテーションでは身体機能維持の逆効果となります。栄養状態を報告し連携をとりながら、適度なリハビリテーションを実施し、身体機能が維持できるように考えていくことも必要です。

アセスメントおよび栄養ケア計画書の記入例を**表6**、**図**に示します。

## 栄養ケア・経口移行・経口維持計画書（施設）

| | | | | |
|---|---|---|---|---|
| 氏名： | ○○ ○○ 様 | 入所(院)日： | ○ 年 ○ 月 | ○ 日 |
| | | 初回作成日： | ○ 年 ○ 月 | ○ 日 |
| 作成者： | ○○ ○○ | 作成(変更)日： | ○ 年 ○ 月 | ○ 日 |
| 利用者及び家族の意向 | 利用者：買い物に行きたい。<br>家族：無理なく、安全な食事摂取を継続してほしい。身体機能を維持してもらいたい。 | 説明日 | ○ 年 ○ 月 | ○ 日 |
| 解決すべき課題（ニーズ） | 低栄養状態のリスク　□低　■中　□高<br>・安全な食事摂取の継続。食思低下のため、食事、水分量が減り、脱水や体重減少の防止に努める。<br>・身体機能維持を図る。 | | | |
| 長期目標と期間 | ・栄養状態、身体機能を維持できる施設生活を送る（期間：6ヵ月間）。 | | | |

| 分類 | 短期目標と期間 | 栄養ケアの具体的内容（頻度、期間） | 担当者 | 頻度 | 期間 |
|---|---|---|---|---|---|
| ①栄養補給・食事 | ・食事、水分の摂取量を増やすことができる。 | 心臓病の療養食（エネルギー：1370kcal、たんぱく質：60g、塩分6g未満）の提供を行います。 | 医師<br>管理栄養士 | 毎日 | 1ヵ月間 |
| | | 主食は朝夕に米飯、昼にそうめん、副食はやわらかく飲み込みやすい形態の提供を行います。また、主食、副食を1/3の量に調整します。 | 管理栄養士<br>調理員 | 毎食時 | 1ヵ月間 |
| | | 主食の米飯とともに、好まれるのりつくだ煮やふりかけなどを提供します。 | 管理栄養士 | 朝夕食時 | 1ヵ月間 |
| | | 変わりご飯時は嗜好に応じ、代替のものを提供します。 | 管理栄養士<br>調理員 | 随時 | 1ヵ月間 |
| | | 水分補給として好まれる飲みものや高栄養の飲みもの（栄養補助食品）などを提供します。 | 管理栄養士 | 毎日 | 1ヵ月間 |
| | | コミュニケーションをとりながら、嗜好に対応します。 | 管理栄養士<br>介護職員 | 毎食時 | 1ヵ月間 |
| | | 食事・水分摂取量の記録、把握を行います。 | 管理栄養士<br>介護職員 | 毎食時 | 1ヵ月間 |
| ②栄養食事相談 | ・栄養状態や全身状態の安定を図ることができる。 | 体重測定、推移の確認を行います。 | 管理栄養士<br>介護職員 | 毎月 | 1ヵ月間 |
| | | 一般状態の観察、バイタルサインチェック（血圧・体温）の測定・確認を行います。 | 看護師 | 毎日 | 1ヵ月間 |
| | | 排便状況の確認を行い、コントロールを行います。 | 介護職員<br>看護師 | 毎日 | 1ヵ月間 |
| | | 定期検査や体調管理を行います。 | 医師<br>看護師 | 随時 | 1ヵ月間 |
| ⑤多職種による課題の解決など | ・身体機能を維持し、現在自分で行えていることを継続できる。 | 食事時は見守り、自身で食べることが継続できるように声かけを行い、食事時の環境をととのえます。 | 管理栄養士<br>介護職員 | 毎食時 | 1ヵ月間 |
| | | 毎日のラジオ体操の継続とレクレーションの参加ができるよう支援を行います。 | 介護職員 | 毎日 | 1ヵ月間 |
| | | 無理のない範囲でのリハビリテーションの実施を行います。 | PT・OT | 2回/週 | 1ヵ月間 |
| 特記事項 | | 食事摂取量が少なく、痩せ気味のため低栄養状態（中リスク）です。引き続き、1ヵ月間の見直し期間（評価期間）で栄養状態、身体状態を多職種で確認していきます。嗜好や身体状態に応じて、食事内容はそのつど変更や対応を行っていきます。 | | | |

※分類：①栄養補給・食事、②栄養食事相談、③経口移行の支援、④経口維持の支援、⑤多職種による課題の解決など（プルダウン選択肢）

算定加算：□ 栄養マネジメント強化加算　□ 経口移行加算　□ 経口維持加算（□ Ⅰ □ Ⅱ）　■ 療養食加算

図　栄養ケア計画書の記入例：食が細く、少量しか食べられない人のケース

## 「尊厳ある自己実現」に寄与する栄養ケア・マネジメントを

高齢者福祉施設では、摂取量が少ない人のケースは複数あります。入所者一人ひとりの状態

をよく把握してアセスメントを行い、優先されるケアへとつなげ、評価をしっかりと行うことが重要であると感じます。「食べること」で栄養状態を良好にするのは望ましいことですが、「食べること」が苦痛とならないように検討していくことも重要です。「尊厳ある自己実現」に寄与できるよう、気持ちに寄り添った栄養ケア・マネジメントを行っていきたいです。



### 引用・参考文献

1）清水幸子ほか．高齢者のための栄養ケア・マネジメント事例集：施設別栄養ケア計画書作成事例 50．東京，日本医療企画，2008，160p.

Q 26

# 褥瘡のある人の栄養ケア計画書はどのように立てたらいいの？

社会福祉法人鷲山会特別養護老人ホーム岡山シルバーセンター管理栄養士　**窪田紀之** くぼた・のりゆき

## 褥瘡への栄養介入

介護保険施設の入所者で、臥床時間が長く寝返りができないため患部が長時間圧迫される人や低栄養状態にある人は、褥瘡のリスクが高くなります。できてしまった褥瘡を改善するためには、①適切なケア、②患部の除圧、③適切な栄養管理が求められます。栄養介入をする際は、褥瘡の改善に必要なエネルギーとたんぱく質量をどのように設定し、どのように摂取するかに焦点をあてます。とくに食事摂取量が低下している入所者は、食事のみで必要なエネルギーやたんぱく質を補給することは困難であり、栄養補助食品や経腸栄養剤を利用するといった工夫が必要です。日々のミールラウンドにより食事状況を確認し、必要栄養量を確保できるように調整します。

## 褥瘡マネジメント加算

「令和３年度介護報酬改定」では、褥瘡マネジメント加算は（Ⅰ）と（Ⅱ）に細分化されました。（Ⅰ）の算定要件は、①施設入所時などに評価するとともに、少なくとも３ヵ月に１回評価を行い、その評価結果などを厚生労働省に提出すること、②褥瘡が発生するリスクがあるとされた入所者等ごとに多職種が共同して、褥瘡管理に関する褥瘡ケア計画を作成していること、③褥瘡管理を実施するとともに、少なくとも３ヵ月に１回、入所者等ごとに褥瘡ケア計画を見直していることとされています。（Ⅱ）の算定要件は、褥瘡マネジメント加算（Ⅰ）の算定要件を満たしている施設などにおいて、施設入所時などの評価の結果、褥瘡が発生するリスクがあるとされた入所者等について褥瘡の発生のないこととされています[1)]。以前は、低栄養リ

## 栄養ケア・経口移行・経口維持計画書

| | | |
|---|---|---|
| 氏名：　様 | | 入所（院）日：<br>初回作成日： |
| 作成者： | | 作成（変更）日：　年　月　日 |
| 利用者及び家族の意向 | ・経口摂取が出来なくなった場合は胃瘻を希望する(長女) | 説明日 |
| 解決すべき課題（ニーズ） | 低栄養状態のリスク　□低　□中　■高 | |
| | ・両足第1趾と臀部に褥瘡あり。<br>・Alb：1.8 g/dl、BMI：15.1 kg/㎡で栄養状態は高リスク。 | |
| 長期目標と期間 | ・褥瘡の処置を適切に受けて治癒させることができる。<br>・誤嚥性肺炎を予防しながら、おいしく食事を食べたい。 | |

| 分類 | 短期目標と期間 | 栄養ケアの具体的内容（頻度、期間） | 担当者 |
|---|---|---|---|
| ①栄養補給・食事 | 三食しっかりと食べて現在の体重を維持できる。（3か月） | ・エネルギー：1300 kcal、たんぱく質：52 g、水分：1500 ml の食事、おやつを準備します。 | 管理栄養士 |
| | | ・週に3回以上、食事状況を確認し、必要に応じて食事形態や食事内容を変更します。 | 管理栄養士 |
| | | ・月に2回、体重測定を行い栄養状態を確認します。 | 管理栄養士<br>看護師 |
| | | ・半年に一度、血液検査を行い健康状態を確認します。 | 医師<br>看護師<br>管理栄養士 |
| ②栄養食事相談 | 食事を口からおいしく食べることができる。（3か月） | ・食事形態は主食：粥ゼリー、副食：ソフト食を半分量提供し、不足する栄養量を毎食高カロリーゼリーを追加することで補います。 | 調理員 |
| | | ・水分にはケチャップ状になるようにトロミ剤を添加して提供します。 | 介護職員 |
| | | ・食事介助時には水分と食物を交互に食べてもらい、飲み込みを補助し、飲み込みを確認しながら介助します。 | 介護職員 |
| ④経口維持の支援 | ・誤嚥性肺炎を防止できる。（3か月） | ・毎食前に冷たいお茶ゼリーを食べてもらうことで、寒冷刺激により嚥下を促します。 | 介護職員 |
| | | ・食後は30分間、車椅子上で安静を保っていただき、食物の逆流、嘔吐を防止します。 | 看護師<br>介護員 |
| | | ・食事状況の観察、カンファレンスを行い、食事形態、介助方法、姿勢等の検討をします。 | 多職種 |
| **⑤多職種による課題の解決** | **・褥瘡の改善ができる。（3か月）** | **・14時に褥瘡に効果の高い栄養ゼリーを提供し、栄養状態を改善します。** | **管理栄養士** |
| | | **・陰部を清潔にし、患部の衛生状態を保持します。** | **看護師** |
| | | **・クッションを使い、幹部の除圧をします。** | **介護員** |
| 特記事項 | | 車いす上での座位姿勢を調整し、食事がスムーズに食べられるようになっています。臀部の褥瘡には、栄養強化ゼリーを追加することで改善できるように支援します。 | |

※①栄養補給・食事、②栄養食事相談、③経口移行の支援、④経口維持の支援、⑤多職種による課題の解決など

算定加算：■栄養マネジメント強化加算　□経口移行加算　■経口維持加算（■Ⅰ　□Ⅱ）　□療養食加算

図1　症例の栄養ケア・経口移行・経口維持計画書

褥瘡対策に関するスクリーニング・ケア計画書(一部抜粋)

氏 名＿＿＿＿＿＿＿＿＿＿＿＿＿＿殿　入所日＿＿＿＿初回作成日＿＿＿＿計画作成日＿＿＿＿

| | 留意する項目<br>関連職種が共同して取り組むべき事項 | | 計画の内容 |
|---|---|---|---|
| | 評価を行う間隔 | | ・3か月 |
| 褥瘡ケア計画 | 圧迫、ズレカの排除<br>（体位変換、体圧分散寝具、頭部挙上方法、車椅子姿勢保持等） | ベッド上 | ・2時間ごとの体位変換 |
| | | イス上 | ・ティルト式車椅子の使用<br>・クッションを使用した正しい座位姿勢の保持 |
| | スキンケア | | ・軟膏の塗布と排尿カテーテル挿入による陰部の湿潤改善<br>・クッションによる患部の除圧 |
| | 栄養状態改善 | | ・エネルギー：1300 kcal、たんぱく質：52 g、水分1500 ml の食事提供<br>・コラーゲンペプチド配合の補助食品の摂取 |
| | リハビリテーション | | ・可動域訓練 |
| | その他 | | |

図2　症例の褥瘡対策に関するスクリーニング・ケア計画書（一部抜粋）

スクが高くても、褥瘡のある人には低栄養リスク改善加算が算定できませんでしたが、今回の改定では褥瘡マネジメント加算と栄養マネジメント強化加算の両方が算定可能になりました。

## 症例：褥瘡発生時の栄養ケア計画と褥瘡ケア計画

以下で、筆者が体験した症例の栄養ケア計画と褥瘡ケア計画を紹介します。（図1）

### 入所者紹介

80歳代、女性、要介護5。既往歴は認知症、間質性肺炎、総胆管結石、誤嚥性肺炎。身長156cm、体重36.7kg、BMI 15.1kg/m$^2$で、両下肢から甲にかけて著明な浮腫あり。検査所見はTP 4.9g/dL、Alb 1.8g/dL、Hb 11.4g/dL。

### 経過

X-1年12月に、左足外反母趾により第1趾に褥瘡が発生しました。その後、X年1月には臀部に褥瘡が2ヵ所発症しました。軟膏の塗布とクッションによる除圧を行いましたが、褥瘡部位は4ヵ所に増加しました。

カンファレンスにて、排尿カテーテル挿入による陰部の湿潤改善とクッションによる除圧、栄養介入としてはコラーゲンペプチド配合の栄養補助食品を摂取することとしました。

## 結果

栄養介入から1週間後に臀部褥瘡部の縮小がみられ、3週間後には褥瘡部の処置がワセリン塗布のみに変更となりました。その後も栄養介入を継続し、6週間後には完治しました。

褥瘡の予防、治癒には多職種連携が重要です。医療的処置や褥瘡の評価は医師と看護師に、体位変換や補助具を使用した体圧分散は介護職員に依頼しましょう（図2）。



### 引用・参考文献

1）厚生労働省. "褥瘡マネジメント加算等の見直し". 令和3年度介護報酬改定における改定事項について. 102-3.（https://www.mhlw.go.jp/stf/seisakunitsuite/bunya/0000188411_00034.html, 2022年3月閲覧）.

Q 27

# 終末期の人の栄養ケア計画書はどのように立てたらいいの？

社会福祉法人熊本厚生事業福祉会特別養護老人ホームリバーサイド熊本管理栄養士
**清田順子** きよた・じゅんこ

## 終末期への対応の充実を図る

「令和３年度介護報酬改定」では、看取り期における本人の意思を尊重したケアの充実を図ることが求められています。ターミナルケアにかかわる要件として、「人生の最終段階における医療・ケアの決定プロセスに関するガイドライン」などの内容に沿った取り組みを行うことが明記されています。また、施設サービス計画の要件として、「本人の意思を尊重した医療・ケアの方針決定に対する支援に努めること」が求められます[1)]。

「ターミナルケア加算」とは、ターミナルケアを行う体制をととのえ、ターミナル期の利用者にターミナルケアを実施することを評価した加算です。点滴や酸素吸入、疼痛緩和など医療行為を主とした医療的ケアの実施を目的としたものです。「看取り介護加算」とは、利用者が人生の最期を自分らしく送ることができるように支援することを評価した加算です。高齢者に対する一般的な介護に加え、褥瘡対策や疼痛緩和など身体的・精神的苦痛を緩和しながら生活できるよう支援を行うことが目的です。それぞれ対象とする介護サービスが異なります（**表1、2**）[1)]。

「令和３年度介護報酬改定」では、介護老人保健施設における中重度者や看取りへの対応の充実を図る観点から、ターミナルケア加算の算定要件の見直しを行うとともに、対象期間を延ばして、死亡日45日前から31日前の区分（80単位／日）が新設されました。また、特別養護老人ホームにおける中重度者や看取りへの対応の充実を図る観点から、看取り介護加算の算定要件の見直しを行うとともに、対象期間を延ばして、死亡日45日前から31日前の区分（72単位／日）が新設されました[1)]。

| 表1 ターミナルケア加算の対象介護サービス種別 |
|---|
| ●訪問看護 |
| ●介護老人保健施設 |
| ●定期巡回・随時対応型訪問介護看護 |
| ●看護小規模多機能型居宅介護 |

| 表2 看取り介護加算の対象介護サービス種別 |
|---|
| ●介護老人福祉施設（特別養護老人ホーム） |
| ●グループホーム |
| ●特定施設入居者生活介護（有料老人ホーム、軽費老人ホーム［ケアハウス］、養護老人ホーム） |



## 終末期でも変わらない「本人がどのように過ごしたいか」という視点

看取り期であるという医師の判断後、施設サービス計画書を看取りのプランに修正します。栄養ケア計画書も同様に、看取りに対応するような内容に書き換えていきます（図）。具体的には、「必要栄養量をめざす」ことから、「本人にとって負担なく、可能な限り気持ちよく過ごすための経口摂取をめざす」ことに変わります。たとえば、1日の摂取エネルギーが1,200kcalだった人も800kcal、500kcalへと変化していきます。残されることを前提に、そのときに食べたいものが選べるように、少量で複数の種類の料理を提供することもおすすめです。また、水分摂取量も少なくなり、唾液の分泌も少なくなるため、本人の嗜好にもよりますが、レモン水や炭酸水など、口のなかがべとつかずに、さわやかに感じる飲みものを吸い飲みで用意し、少量ずつ飲めるようにしておくこともよいでしょう。

本人の意向は、認知症の進行や病状の進行により看取り対応の時点ではほぼ聞きとることは不可能なことが多いです。元気なときから昔好きだったものなどをこまやかに聞きとり、把握しておくことが大切です。最近は、自分の人生の終末について記すエンディングノートを書いている人もいます。医療的判断などを迫られる家族の精神的負担を軽減するためにも、今後は、さらに需要が高まると考えられます。

看取り期になっても、栄養ケア計画書における「本人がどのように過ごしたいか」という視点は変わりません。どのように過ごしたいかは、目標でもあります。筆者は「最期に○○を食べられて幸せ」と思ってほしいという気持ちで対応しています。そのためには、何を食べたいと思っているのかを知ることが必要です。数年前に看取った方はいなり寿司が大好物でした。家族が行きつけの店のいなり寿司を購入して、持参してもらうこともありました。そのうえで「誰と」「どこで」という情報まで把握しておくと、さらによいケアができると思います。いつ、誰と、どこで、何を食べるかまでが「食事」ではないでしょうか（**表3**）。

しかし、最期に食べたいものを本当に「最期に」提供しても、すでに食べる力がなくなって

栄養ケア・経口移行・経口維持計画書　（施設）

| | | |
|---|---|---|
| 氏名： 殿 | 入所（院）日： | 年　月　日 |
| | 初回作成日： | 年　月　日 |
| 作成者： | 作成（変更）日： | 年　月　日 |

| | | |
|---|---|---|
| 利用者及び家族の意向 | 本人：お父さんと一緒に過ごしたい。<br>家族：穏やかに苦痛のないように過ごしてほしい。コロナで一緒に居ることができないので、面会時に好きだったものを持参します。 | 説明日<br>年　月　日 |
| 解決すべき課題（ニーズ） | 低栄養状態のリスク　■　中<br>認知症の進行による食事摂取意欲の低下がみられるが、家族と食事の時間を共有して食べることを楽しみたい。 | |
| 長期目標と期間 | ・苦痛なく、家族との時間を楽しむことができる。 | |

| 分類 | 短期目標と期間 | 栄養ケアの具体的内容（頻度、期間） | 担当者 |
|---|---|---|---|
| ① | 食べたいと思えるものを食べることができる。 | ①食形態は、主食：小さめの米飯おにぎり、副食：一口大 | 管理栄養士 |
| | | ②要望のある食品やお好きだった食品を用意する。（みかん、いちご、甘酒、プリンなど） | 管理栄養士 |
| | | ③摂取状況を確認する。 | 介護職員 |
| | | ④摂取量を確認し足りない栄養量を栄養補助食品で補う。（調子のよいときに付加する） | 管理栄養士 |
| ④ | 疲れずに起きて食事をすることができる。 | ①覚醒のよいときに離床を促す。 | 介護職員 |
| | | ②食事前に安全に喫食できるよう姿勢の調整を行う。 | リハビリ職員 |
| | | ③口腔内を清潔に保つ。 | 歯科衛生士 |
| | | | |
| ⑤ | 家族と一緒に食事をすることができる。 | ①面会の依頼と、本人の好きなくだものの持参を依頼する。 | 相談員 |
| | | ②感染対策を行ったうえで個室を用意する。 | 相談員 |
| | | ③持参されたくだものを食べやすい大きさに切って提供する。 | 介護職員 |
| ⑤ | 穏やかに安心して過ごすことができる。 | ①日々の体調の変化を確認し、医師へ報告する。 | 看護職員 |
| | | ②日々の体調の変化を家族へ報告する。 | 介護支援専門員 |
| | | | |
| 特記事項 | | | |

※①栄養補給・食事、②栄養食事相談、③経口移行の支援、④経口維持の支援、⑤多職種による課題の解決など

算定加算：■栄養マネジメント強化加算　□経口移行加算　□経口維持加算（□Ⅰ　□Ⅱ）　□療養食加算

図　終末期（看取り期）の栄養ケア計画書例

おり、食べてもらえないこともあります。「最期に」ではなく、本人が好きな人と一緒に楽しく、おいしく食べられる（感じられる）ときに食べてもらうことが重要と考えます。

表3 本人がどのように過ごしたいか「食事」にかかわるアセスメント

● **家族に尋ねる**
- よく食べていたものを確認する。可能であれば季節ごとの好みの食事を確認する。
- よくつくっていたものを確認する。家族の好きなもの、ハレの日に欠かせなかったものなど。
- 日々の食卓にいつもあったものを確認する（例：緑茶は濃いほうがよいか、熱いものが好みかなど）。

● **日常の食事の観察（認知症があっても、発語や反応がなくても、好き嫌いの把握は可能）**
- 好きなものは飲み込みが早い。
- 嫌いなものは口腔内に残って飲み込みが遅い（飲み込めない）。次の食事介助の一口を提供するのに口を開けない。顔がゆがむ。

● **多職種の協力**
- 医療的な栄養管理を行うか否かについて、あらかじめ利用者・家族の意思を確認して、医師を含めたケアチームで共有しておく。
- 日々の些細な状況を共有しておく。

● **家族の協力**
- 可能であれば食事時間に来所してもらい、自宅で一緒に食事をしているような環境をつくる。
- 家族が食べてほしいもの、家庭の味をつくって持参してもらう。



## 対象者のために何ができるか

人生の終末を迎えた人に対して、残された時間をいかに有意義に、自分らしく過ごしてもらうかを多職種で考えることは重要です。目の前で、徐々に身体機能が低下する入所者を看取るという状況は、家族だけではなく、施設職員にとってもとてもつらいものです。管理栄養士や介護職員の自己満足になってはいけませんが、入所者（対象者）のために十分に手を尽くしたといえることは、高齢者ケアにかかわる者として大切にしたい思いです。

### 引用・参考文献

1）厚生労働省．令和3年度介護報酬改定における改定事項について．（https://www.mhlw.go.jp/content/12404000/000768899.pdf，2022年2月閲覧）．

## MEMO

# 第4章

# 栄養ケアのすすめかた

Q 28

# 定期的な血液検査ができないときは、栄養アセスメントはどうするの？

特定非営利活動法人はみんぐ南河内認定栄養ケア・ステーションからふる代表 **時岡奈穂子** ときおか・なほこ

## フィジカルアセスメントを含めた多角的な栄養アセスメント

アセスメントとは「評価」を意味します。栄養管理プロセスでは栄養ケア・マネジメントにおける栄養アセスメントを「栄養評価」と「栄養診断」に分けていますが[1]、さまざまなアセスメント項目による情報から客観的に栄養状態の評価を行い、支援することはたいへん重要です。

血液検査による生化学的なデータからは、疾患や栄養の状態がわかります。しかし、状態が安定している施設入居者や在宅療養者などは、短期間での頻回な血液検査を行わない場合があります。そのような場合は、血液検査以外の食事摂取や排泄の状況、身体計測値などのフィジカルアセスメント、日常の活動内容やメンタル面の変化などによって多角的に栄養アセスメントを行うことが重要です。

とくにフィジカルアセスメントは、栄養状態が身体にサインとして現れていることを評価でき、全身的な栄養状態や個別栄養素の過不足の理解に役立ちます。具体的には、血圧や呼吸数などのバイタルサイン、体重や腹囲、下腿周囲長などの身体計測値の推移、皮膚や毛髪の状況などを評価していきます。

## 「ちょっとおかしい？」と感じたら

フィジカルアセスメントにより栄養状態を確認するとともに、異常を感じた場合は早期に多職種と情報共有することが大切です。筆者が居宅療養管理指導を担当したケースでは、$SpO_2$（酸素飽和度）の低下があり医師に報告し、診察の結果、肺炎がわかり入院につながったことも

**表　管理栄養士が行うフィジカルアセスメントの例**

| 区分 | 項目 | | アセスメント |
|---|---|---|---|
| 喫食の負担に関係するもの | | 心拍数 | 喫食が負担であれば増加する場合がある |
| | | $SpO_2$（酸素飽和度） | 喫食が負担であれば低下する場合がある |
| | | 嚥下音 | 強弱、異常音、タイミングのずれなど嚥下異常への気づき |
| | | 嚥下前後の頸部聴診 | 異常音があれば咽頭残留、逆流の可能性がある |
| 疾患に関係するもの | | 浮腫 | 心疾患、腎疾患、低栄養（低 Alb）など |
| | | 心拍数 | 増加：心肺機能の低下、貧血など |
| | | $SpO_2$（酸素飽和度） | 減少：心肺機能の低下など |
| 身体組成を反映するもの | | 体重 | エネルギー出納、浮腫 |
| | | 下腿周囲長 | 筋肉量、浮腫 |
| | | 上腕筋面積 | 筋肉量 |
| | | 腹囲 | エネルギー出納、内臓脂肪量、クワシオルコル型低栄養（たんぱく質不足） |
| 栄養素の不足が考えられるもの | 皮膚 | 乾燥・鱗屑・落屑・セロファン様 | たんぱく質、ビタミン A、ビタミン B 群、亜鉛、必須脂肪酸、水分（ツルゴール反応２秒以上） |
| | | 紫斑 | たんぱく質、ビタミン C、ビタミン K、亜鉛、必須脂肪酸 |
| | | 皮膚炎 | ビタミン A、ビオチン、ナイアシン、ビタミン C、亜鉛 |
| | 頭髪 | 脱毛 | たんぱく質、ビタミン $B_2$、ビタミン $B_6$、ビタミン C、ビタミン E、亜鉛、必須脂肪酸 |
| | | 脱色やパサつき | 銅、鉄、ヨウ素、カルシウム |
| | 爪 | スプーン状 | たんぱく質、鉄 |
| | | 脱水 | 水分（毛細血管再充満時間［CRT］２秒以上） |

ありました。気づいた異常に対しては「気のせいではないか」と先送りにせず、命を守るためにも早急に対処しましょう。私たち管理栄養士は栄養管理の専門職であり、診察はできないため、気づいたことが気のせいで「何事もなかった」のであれば、それは「何事もなくてよかった」ことです。気づいたときはかならず医師に報告しましょう。

また、療養者が栄養状態を維持できている場合、患者・利用者や支援者にとっては、適切なフィジカルアセスメントが、管理栄養士が行うソーシャルサポートにおける評価的サポートの位置づけとなります。ソーシャルサポートは患者・利用者が主体的に栄養課題と向き合うための行動変容に大きく影響します。その意味でもていねいなフィジカルアセスメントを心がけていきたいものです。

フィジカルアセスメントの例を**表**にまとめました。大きくは「喫食の負担に関係するもの」「疾患に関係するもの」「身体組成を反映するもの」「栄養素の不足が考えられるもの」に分けられます。気づきとして参考にしてください。

## 実際に身体に触れてみる

管理栄養士は患者や利用者の身体に触れることに慣れていませんが、フィジカルアセスメントはぜひできるようになりましょう。座学や書籍から得た知識だけでは、フィジカルアセスメントは実際に行うことはむずかしいと思います。最初は職場の同僚や友人、家族などに協力してもらうとよいでしょう。多くの健康な人の身体の状況をみせてもらい、慣れておくことで、患者・利用者のフィジカルアセスメントを行う際に、異常や変化に気づきやすくなります。

### 引用・参考文献

1）木戸康博. “栄養管理プロセスの概要：栄養管理プロセスの活用”. 栄養管理プロセス. 第２版. 木戸康博ほか編. 栄養管理プロセス研究会監修. 東京, 第一出版, 2021, 10-3.

Q 29

# 経鼻胃管による栄養のみでとくに状態の変化がない利用者に、管理栄養士はどのように介入したらいいの？

社会福祉法人勧修福祉会特別養護老人ホーム長楽園管理栄養士　**前田久美** まえだ・くみ

## 状態変化がない利用者への栄養介入

もともと栄養ケア・マネジメントとは、低栄養状態のリスクを低・中・高とふるい分け（スクリーニング）を行い、低栄養状態のリスクが高い人を早期に発見し、介入していくシステムです[1)]。状態に変化がない場合は、各リスクに見合った栄養管理（毎月の体重測定と３ヵ月ごとの栄養スクリーニング、必要栄養量と提供量の把握など）をしています。管理栄養士が、利用者全員に何かしらの「栄養」介入を今すぐにしなくてはならないというわけではなく、後ろに控えておく場合があると考えています。たとえば、体重減少があり、帰宅願望が強い利用者の場合、優先する課題は「帰宅願望が落ち着くこと」なのか、「体重減少」なのか、多職種で相談したり、情報収集を行ったりして、「栄養」が後ろに控える場合もあると思います。

経験が浅かったころの筆者は、体重や血液検査を細かくチェックして、少しでも数値が下がると、カンファレンスで「体重が減っています！」「アルブミン値が下がっています！」と発言して、看護師が「今はそのことではなくて……」とあきれた顔をしていたことを思い出します。利用者自身をみておらず、また、情報収集が不足していたため、「栄養」だけにとらわれて、利用者の全体像をつかみ切れていなかったことを今では反省しています。当初は、管理栄養士として、利用者全員に何かしなければならないと思っていましたが、利用者の全体像をつかめるようになってくると、「今は栄養が前に出るときではない」という空気も読めるようになってきます。

「状態に変化がなく落ち着いているとき」は、「栄養」は少し後ろに下がって控えているときなのかもしれません。

## 経鼻胃管の利用者の栄養ケア・マネジメント

経鼻胃管の利用者は、「その人らしさ」や「人物像」がイメージしにくいこともあり、口から食べている人と比べると、管理栄養士の介入は少しむずかしいと感じます。筆者は、利用者が経鼻胃管となった経緯や、経鼻胃管を選択した際にどのような説明を受けたのかを知るところからはじめます。まずは、家族や生活相談員、介護支援専門員からの情報収集です。これまでの経緯や家族の思いがわかると、経鼻胃管をしている利用者の人物像が少しずつわかってきます。そうすると、管理栄養士としてできることがみえてきます。

経鼻胃管は、鼻からチューブを挿入することによる不快感があるといわれます。また、『静脈経腸栄養ガイドライン』では、「経管栄養が短期間の場合は、経鼻アクセスを選択する。4週間以上の長期になる場合や長期になることが予想される場合には、消化管瘻アクセス（可能な場合は胃瘻が第一選択）を選択する」[2] とあります。利用者の状態は日々変化するため、今後の栄養補給方法の検討が必要な場合もあります。

筆者の経験ですが、経鼻胃管の利用者は「栄養状態の維持」という目標ばかりで、これでよいのかと物足りなさを感じることがありました。そのときは気づかなかったのですが、今振り返ってみると、施設全体では「桜をみて、春の空気を感じてもらう」「音楽を聴いてもらう」などのケアを看護・介護職員が行っていました。状態に変化がなく、安定した栄養補給ができているからこそ、外気に触れたり、音楽を聴いてもらったりするなど、心地よく感じる時間が提供できたのではないかと思います。

栄養ケア・マネジメントを単独で考えず、施設のケアの一環としてとらえると、多職種でよりよいケアができるのではないでしょうか[3]。

## 安定している人の栄養ケア・マネジメント

体調が安定している経管栄養中の利用者でも、栄養ケア・マネジメントは必要です。変化がないという状態をきちんとモニタリングして、一定期間ごとに「体調は安定している」と評価し、栄養ケア計画を継続します。具体的には、ミールラウンドの際に顔色、肌や爪の状態などを確認（フィジカルアセスメント）し、看護師が記録している体温や血圧などのバイタルサインを支援経過記録に転記します。どの職種がみても安定していることが評価できればよいのです。「安定している」ことは、利用者にとって体への負担が少なく、その人なりの健やかな生活ができていることと考えます。

引用・参考文献

1）厚生労働省．リハビリテーション・個別機能訓練，栄養管理及び口腔管理の実施に関する基本的な考え方並びに事務処理手順及び様式例の提示について．令和３年３月16日．（https://www.roken.or.jp/wp/wp-content/uploads/2021/03/vol.936.pdf，2022年１月閲覧）．
2）日本静脈経腸栄養学会編．"栄養療法の選択基準：Q6 経腸栄養のアクセスはどのように選択するか？"．静脈経腸栄養ガイドライン．第３版．東京，照林社，2013，17-8．
3）江頭文江．チームで実践 高齢者の栄養ケア・マネジメント．東京，中央法規出版，2010，174p.

Q 30

# 長期経腸栄養患者の経腸栄養剤は同じものを使用し続けてもいいの？

医療法人医純会すぎうら医院栄養科管理栄養士 **馬庭章子** まにわ・あきこ

## 長期経腸栄養管理で不足しやすい栄養素

介護施設や在宅においては取り扱う経腸栄養剤が限られており、長期間同じものを使用することが多いと思います。長期間同じ経腸栄養剤を使用した場合、その種類によっては体に必要な食物繊維、ビタミン、ミネラルが不足する可能性があります。摂取量が十分でない状態が長期間続くと、さまざまな欠乏症が現れるといわれています。

たとえば、長期経腸栄養管理で不足しやすい微量元素の一つにセレンがあります。血清セレン値が低値であれば、症状はなくとも、あらかじめ補充することが望ましいとの報告もあります[1)]。

## 不足が予想される栄養素の補充を検討する

当院では、おもに在宅患者への栄養支援を行っています。長期間、同じ経腸栄養剤を使用している患者には、定期的な血液検査値の評価に加え、栄養アセスメントを行い、ビタミン、ミネラルなどの推奨量、あるいは目安量[2)]を基準として、不足する栄養素の補充を検討します。経腸栄養剤は１種類にこだわらず、異なった銘柄を組み合わせるとよい場合もあります。

### ミネラル

完全胃瘻栄養で嚥下障害を伴う重症心身障害児への栄養支援を行ったケースでは、血液検査値よりセレン、マンガン、亜鉛、鉄の不足に加え、ベースとなる経腸栄養剤にはカルニチンが含まれていないことがわかりました。そのため、バランスよくミネラルを補えるように、別の経腸栄養剤を組み合わせて必要量を確保しました。

### ナトリウム

高齢者に多くみられる欠乏症の一つとして低ナトリウム血症があります。経腸栄養剤はナトリウム含有量が少ないものが多く、それらを長期間使用することによって生じるケースがあります。この場合、主治医の処方で塩化ナトリウムが追加となることもあります。もちろん、ナトリウム含有量の多い経腸栄養剤への変更も選択肢の一つですが、対象者によっては白湯注入時に経口補水液ゼリーやだし汁、昆布茶、みそ汁などを注入し、ナトリウムの補充を行っています。

### 食物繊維

食物繊維不足による排便コントロール不良も高齢者によくみられます。近年は食物繊維を含む経腸栄養剤も多く販売されていますが、製品によって含有量が異なります。とくに医薬品の経腸栄養剤には食物繊維が含まれないものもあるため、内容量を理解しておくことが大切です。

## 楽しみとしての「食」を提案する

長期間同じ経腸栄養剤を使用しており、大きな変化がないように思えても、定期的な栄養アセスメントを実施して、不足している、または今後不足すると予測される栄養素の有無を評価する必要があります。そのうえで、より適した経腸栄養剤へ変更可能かどうかについても検討します。また、経腸栄養剤の変更だけでなく、別の方法で不足する栄養素を補うことができないかも併せて検討します。

栄養補給はとても大切ですが、人にとって「食」は、栄養の確保と充足だけでなく、楽しみや季節を感じるなどの文化的側面ももち合わせています。それは完全経腸栄養管理を行っている人も同様です。

筆者が在宅訪問栄養指導でかかわっている、気管切開後に完全胃瘻栄養を行っている 90 歳代の患者の例を紹介します。経口摂取はまったくなく、寝たきり全介助で閉眼していることが多く、意思の確認はわずかな頷きのみです。栄養支援として経腸栄養剤の選択や不足栄養素の補充はもちろん行いましたが、介護者の息子と 2 人暮らしで、お父さんである患者をとても大事にしている息子の姿をみて、少しだけでも息子と同じものを口から味わうことや、香りを感じることはできるのではないかと考え、息子に提案しました。管理栄養士の訪問のたびに息子はうれしそうに旬のくだものを用意しており、季節のくだものの果汁、旬の野菜のスープなどを少量味わうことができています。ふだんはほとんど反応のない患者ですが、口にスプーンをあてると口を動かし、しっかりと開眼しています。

経腸栄養剤の使用は、栄養の確保という医療的な側面に注目しがちで、実際の注入は単調な動作になると思います。しかし、人にとって「食」は、単に栄養を満たすためだけのものでなく、人間らしく生きることや社会とのつながりが保てるなど、さまざまな効果をもたらします。「食」「栄養」の専門家である管理栄養士として、何かできることはないか、つねに考えていく必要があるのではないでしょうか。

### 引用・参考文献

1）児玉浩子ほか．セレン欠乏症の診療指針 2018．日本臨床栄養学会雑誌．40（4），2018，239-83．
2）厚生労働省．「日本人の食事摂取基準（2020 年版）」策定検討会報告書．（https://www.mhlw.go.jp/content/10904750/000586553.pdf，2022 年 1 月閲覧）．

Q 31

# 経腸栄養剤は前施設で使用していたものを引き継いだほうがいいの？

医療法人医純会すぎうら医院栄養科管理栄養士 **馬庭章子** まにわ・あきこ

## まずは栄養アセスメントを

他施設から入所となった場合、まず栄養アセスメントを行い、対象者の状態を把握してから経腸栄養剤の選択を検討する必要があります。

施設入所者の場合、アセスメントしたうえで、今まで使用していた経腸栄養剤と同じものがそろっている場合は引き継いでよいかもしれません。しかし、一般的に経腸栄養剤は医薬品、食品を含めると200種類前後あるといわれています。そのため、同じ経腸栄養剤を引き継げないこともあります。引き継げない場合の対応として、それぞれの経腸栄養剤について栄養組成、水分量、形状などを総合的に評価したうえで、変更を検討します。当面は、エネルギー、たんぱく質、水分量は同じになるように調整してもよいと思いますが、対象者の病態や身体状況は変わります。きちんとアセスメントを行い、どの経腸栄養剤が適しているか、定期的な評価が重要です。

## 対象者に本当に適した経腸栄養剤を選択する

### 病態に合わせて再調整する

経腸栄養剤の種類によっては高たんぱく質のもの、脂質が少なめのもの、ミネラルを多く含有しているものなどさまざまです。たとえば、褥瘡があればアルギニンや亜鉛などが含まれているものを、慢性閉塞性肺疾患があれば呼吸商の小さい脂質の割合が高いものを選択するでしょう。経腸栄養剤の特徴をとらえ、病態に合わせて使い分ける必要があります。

当院では、在宅で経腸栄養剤を使用している患者にかかわることがありますが、入院した場合は、在宅とは異なる経腸栄養剤を使用することがあります。退院前カンファレンスに同席したり、病院管理栄養士に在宅で使用できる経腸栄養剤に変更可能かどうかを、退院時の病態に合わせて確認しています。

### 施設・在宅の環境に適したものを選択する

入院中の経腸栄養剤は食品扱いのものを食事として提供されることが多く、食費として計上します。一方、在宅では同じ食品扱いの経腸栄養剤を引き継いだ場合は、全額自己負担となるため、患者の負担を軽減するために保険適用となる医薬品の経腸栄養剤を使うことが多いです。また、費用面の問題のみならず、注文、受け取り、支払いなどにかかわる購入ルートの整備、在庫管理など、在宅ではさまざまな環境調整が必要となるため、保険適用の経腸栄養剤を選択しています。

### 注入方法とともに検討する

また、注入方法についても、以前の方法をそのまま引き継げるとは限りません。施設に合った方法について、管理栄養士だけでなく、注入業務にかかわる看護師など他職種の意見も取り入れながら検討する必要があります。

たとえば、自然滴下が可能なとろみつき経腸栄養剤を使用していたとしても、施設や在宅では注入に伴う対象者の拘束時間の減少や介護者の負担軽減のために、加圧バッグを使用した注入方法を選択することもあります。経腸栄養剤の選択と注入方法は、対象者の状態と現場の実情に合わせて検討する必要があります。

Q32

# 栄養補助食品は利用者の自己負担になるの？

株式会社アール・ケア通所介護事業部管理栄養士　**牧嶋悠**　まきしま・ゆう

## 介護保険施設の場合

介護保険施設で栄養補助食品を提供する際は、栄養ケア計画書に位置づけられている場合、施設負担が原則です。栄養マネジメント強化加算の観点から、栄養管理に必要な栄養補助食品は施設が負担して本人の栄養管理を促す必要があります。しかし、利用者本人が亜鉛や葉酸などを補給するためのサプリメントを希望している場合は、個人負担となります[1)]。

## 通所介護施設の場合：当施設の取り組み

通所介護施設（デイサービス）では、介護保険施設とは違い、栄養補助食品について詳細なマネジメントはありません。そのため当施設では、施設負担・個人負担のどちらもあります。施設負担での栄養補助食品は、施設ごとに多少異なりますが、当施設では栄養改善サービスの対象者に対して、エネルギー付与を目的としたPFCパウダーを購入、使用しています。朝に提供するコーヒーやココアといったドリンクや昼食など、さまざまなものに混ぜて提供でき、無味のために利用者も抵抗なく受け入れられるといった理由から、施設負担として購入しています。

個人負担の栄養補助食品は、管理栄養士が窓口となり個々に合わせたものを選定し、業者と管理栄養士が直接やりとりして購入しています。購入した商品は、自宅に持ち帰ってもらう場合と、施設で管理し、来所時に摂取、付与する場合があります。

自宅へ持ち帰るか施設で管理するかの決定には、本人の認知機能が大きくかかわってきます。認知機能に問題がない人は、食事摂取量が減少している場合に栄養補助飲料などを持ち帰ってもらい、自宅で簡易にエネルギー確保できるよう促しています。また、認知機能の低下がみられる独居の人などは、自宅での自己管理がむずかしいため施設で管理し、来所時に栄養補助飲料を摂取する、昼食時に栄養補助食品を付与するなど、その人の状態や家族背景を把握して個々に合わせた対応を行っています。

栄養補助食品は基本的には個人負担で設定していますが、金銭面などの理由で購入できない利用者もいます。さまざまな観点を考慮しながら、栄養補助食品の提案や施設でのアプローチを行っています。

### 引用・参考文献

1）厚生労働省．“（問 91）基本となる食事にプラスして、特別な食事（＋ Zn や＋ Ca などの食品）を提供した場合、患者個人から費用を徴収してもよいか”．平成 17 年 10 月改定関係 Q & A．（https://www.mhlw.go.jp/topics/kaigo/kaigi/050907/dl/01.pdf，2022 年 3 月閲覧）．

Q 33

# 摂取量10割でも痩せている利用者には栄養補助食品を使用すべき？

株式会社アール・ケア通所介護事業部管理栄養士 **牧嶋悠** まきしま・ゆう

## 介護保険施設の場合

栄養補助食品は、必要栄養量に対して摂取栄養量が不足している場合、もしくはより効率的に体重増加をめざす場合など、利用者の意向や状態に合わせて使用すべきだと考えています。

介護保険施設では、1日分の提供量と摂取量から摂取栄養量を算出したうえで、栄養補助食品の使用を検討します。施設で全量摂取ができており、食欲がある人の場合は、提供量の増加を検討します。栄養補助食品は、食欲不振などで残食のある人が利用する印象が強いと思いますが、効率よく栄養を摂取するために食事にプラスして摂取する場合もあります。

## 通所介護施設の場合：当施設の取り組み

通所介護施設（デイサービス）で栄養管理を行うためには、来所時の食事摂取量の把握に加えて自宅での食事を聞きとり、必要栄養量に対して摂取栄養量が充足しているかを確認する必要があります。

当施設では昼食のみを提供し、利用者によって週の利用回数も1～6回と差があります。通所介護施設での昼食の摂取量が良好であっても、低体重や体重減少がある人に対して自宅の食事について聞きとると、来所日以外の昼食は簡単に済ませる、出されたものはしっかり食べるが自分で準備することはむずかしいなど背景はさまざまで、摂取栄養量が不足している場合が多々あります。また、具体的な聞きとりがむずかしい人もいます。

食事量を把握することも重要ですが、現在の体重や血液検査結果などの身体状況を踏まえたうえで、食事量や内容を変更すべきか検討する必要があります。実際に、筋肉量を増やすことを目標にした利用者には、昼食を全量摂取していても、リハビリテーション後に高たんぱく質のゼリーを提供しています。このように、栄養補助食品を摂取してもらう際には、より効果的なタイミングも伝えています。利用者のさまざまな背景を理解したうえで、その人に適した栄養補助食品の種類や摂取のタイミングを提案しています。

## 栄養補助食品の使用は医師に伝えるべき？

栄養補助食品を使用する際には、基本的に医師への報告は必須ではありません。実際に、栄養補助食品は薬局などでも販売され、医師、管理栄養士などの専門職の指示がなくても、誰でも購入できます。しかし、摂取栄養量は疾患などにも大きくかかわるため、医師または管理栄養士の指示のもと使用することが推奨されています。医師は患者の疾患、病態と栄養状態を結びつけて考える必要があります。管理栄養士だけの判断で栄養補助食品を導入することも可能ですが、患者にとってよりよい栄養管理を行うために、医師への報告は必要不可欠だと考えられます。

Q 34

# 食事量は変わらないのに体重が減ってきた利用者にはどのように対応すればいいの？

学校法人川崎学園大学事務局企画部川崎医科大学総合医療センター内岡山キャンパス開設準備室
管理栄養士・主任介護支援専門員　**森光大** もりみつ・だい

## 食事量が変わらないのに体重が減ってきた理由は？

食事量が変わらないのに体重が減少する理由については、おもに以下の４点が考えられます。

①食事以外の原因：体重計が更新された、または故障している。服装が軽装になった。車いすが変わった、など。

②摂取量が減った：食べこぼしが増えた。隣の人が食べている可能性もある。

③消費エネルギーの増加：発熱。尿路感染症。リハビリテーション（以下リハ）がはじまったのにエネルギーを増やしていない。

④病気による症状：尿路感染症の発症。下痢症状の継続。慢性疾患の悪化。糖尿病の悪化、など。

まずは体重減少の原因を検索することからはじめます。

## 体重減少の原因検索

### 食事以外の原因

めったにありませんが、時に体重計が故障して測定ごとに測定値が変化する場合もあります。体重計が壊れていないか、ときどきチェックが必要です。また、たとえば冬から春になった場合など季節の変わり目には、服装が軽装になって、体重が減ったと認識されることがあります。体重測定は、なるべく入浴前に衣服を最小限にして、いつも変わらない状態で測定することを徹底すれば、この誤差はなくなります。そのほか、前回より軽い車いすを使用したままで体重測定をして、体重が減ったといわれることもあります。車いすが替わったときには、その重さの差を反映させる必要があります。

### 摂取量が減った：食後の食器をみて食事量を評価している場合

認知症者のなかには、隣の人の食事を食べてしまう人もいます。食べ終わった食器の状態のみを確認して「全量摂取している」「いつもと変わらない量を摂取できている」などと評価していると、日々食べる量が減っていることが見逃されることになります。出されたものをすべて食べているかどうか、隣り同士で食べもののやりとりがないかなど、実際の食事風景を観察する必要があります。

また、人によっては、これまでは普通に食べられていたのに、いつの間にかたくさんこぼすようになり、実質経口摂取量が減少している人もいます。意図せずに膝や床などにこぼしてしまう、認知症の進行で食べものをポケットに入れてしまう場合などです。「皿にない＝全部食べた」ではない可能性も考慮する必要があります。

### 消費エネルギーの増加

長引く風邪症状（微熱などの発熱も含む）や尿路感染症などで、炎症反応が継続している場合は、消費エネルギーが増加して、その結果、食事量が変わらないのに体重が減ってくることもあります。体調の変化を観察して、必要があればエネルギーなどを追加する必要もあります。

また、肺炎などになって病院へ入院して、快復して施設に戻ってきた場合にときどきみられるのですが、入院中に「1,200kcalの食事が出ていました」と医療・介護連携シートなどに書いてあったため、ひき続き施設でも1,200kcalの食事を提供していると、全量摂取しているのに体重が減少してくる場合もあります。これは、入院中は治療のために安静にして、抗菌薬の点滴治療をしているのであれば、1,200kcalでも問題ないのですが、退院して施設に戻ってくると「足腰が弱っていますね」という判断で、リハが開始になる場合も少なくありません。1日安静にしていた人がリハをはじめるのですから、少なくともリハによる消費分のエネルギーは追加する必要があります。同様にリハの内容がいつの間にか変わっていて、リハの負荷が増加したり、時間が長くなって消費エネルギーが増加しているにもかかわらず、食事量が以前と変わらない場合も体重が減ってくることがあります。リハ担当者との連絡をこまめにとっていきましょう。

### 病気による症状

高齢者が対象ですので、いつ体調が悪化するかはわかりません。とくに特別養護老人ホームや介護老人保健施設では血液検査を行ったとしても年2回程度だと思います。糖尿病の悪化によって体重が減少している場合もありますし、導尿を行っている人では尿路感染症を発症していることもあります。基礎疾患である慢性疾患が悪化していることも考えられます。胃腸の弱い人では、下痢症状が続いていて、「いつものこと」と考えて対策をとっていないこともあるかもしれません。

介護保険施設では、一人ひとりの基礎疾患や既往歴、体調を意識して観察し、必要な人には血液検査を定期的に行うなど、日ごろから体調変化を予想しながらケアにあたるべきであると思います。そのためには、身の回りの世話をしている介護職や看護師によるフィジカルアセスメントが欠かせません。また、理学療法士や作業療法士がリハ中にちょっとした変化に気づくこともあるでしょう。いつもの元気な姿やしぐさを知っているからこそ「どこか、いつもと違う」ということに気がつくのです。管理栄養士のみでは、速やかな対応はできませんので、日ごろから多職種との情報共有が重要です[1)]。

### 引用・参考文献

1）厚生労働省．令和３年度介護報酬改定の主な事項について．(https://www.mhlw.go.jp/content/12404000/000753776.pdf, 2022 年 2 月閲覧).

Q 35

# 給食委員会はどれくらいの頻度で開催するの？

社会福祉法人メインストリーム特別養護老人ホーム・障害者支援施設エバーグリーンホーム管理栄養士
**田村博子** たむら・ひろこ

## 給食委員会の目的とは

給食委員会の目的は「給食部門の運営を円滑にし、栄養管理、給食管理、衛生管理、サービス向上の適正化を図ること」です。開催回数、構成員、時間などは、施設の種類や規模、特性によってさまざまです。

筆者の法人は、特別養護老人ホームおよびケアハウスと障害者支援施設を併設しています。給食委員会は「給食運営委員会」と呼ばれ、年４回（6月、９月、12月、３月）開催しています。構成員は、特別養護老人ホーム施設長、看護・介護統括部長、看護師、介護職員、生活相談員、通所相談員、ケアハウス責任者、障害者支援施設施設長、サービス管理責任者、通所相談員、管理栄養士です。場合によって、介護専門支援員、調理師、ほかの職種が参加するときもあります。時間は、内容にもよりますが、１回20～30分程度です。テーマを決めた年間計画に従い、季節ごとの行事も取り入れて、利用者の生活の質（quality of life；QOL）向上を図ることを目的に開催しています。

当法人の給食運営委員会のおもな議題は、給食に対する要望です。給食が喫食者の身体状況、摂食嚥下状態、栄養状態に適合しているかなどについて多職種と意見交換しています。具体的には、献立、食材の選び方、食材の切り方、温度、味つけなどの調理方法について、利用者の声や現場で食事介助を行っている介護職員の意見を参考に、改善方法を検討していきます。また、嗜好調査や検食簿、残食についても把握し、多職種と協議していきます。献立は同じでも、調理師によって調理方法や味つけが異なることがあり、管理栄養士として味の標準化に努めています。そのほか、嚥下調整食の提供状況やとろみ調整食品の濃度の標準化、食具、アレルギー、禁止食品、食塩濃度、薬剤と食品の関係など、議題は多岐にわたります。

## 楽しみでもあり、生きる糧でもある給食

集団の栄養管理は、「日本人の食事摂取基準（2020 年版）」を参考に、その集団の栄養量を算出し、献立を作成・実施していきます[1)]。当法人は、特別養護老人ホーム、障害者支援施設ともに、栄養ケア・マネジメントを行い、個人の栄養管理に努めています。特別養護老人ホームでは、「令和 3 年度介護報酬改定」より新設された栄養マネジメント強化加算を算定しています。本加算の算定要件にある「週 3 回以上のミールラウンド」[2)] をていねいに行うことで、利用者の日々の喫食状況をきめこまやかに観察するようになりました。また、多職種とタイムリーに情報共有することで、迅速に給食に反映させることができます。

食中毒や感染症対策などの安全衛生管理の徹底も重要な議題です。職員の健康管理、手洗いの励行、消毒方法、環境整備なども、そのつどきちんと行うように話し合っています。

「給食」は、施設入所者や通所利用者の楽しみでもあり、生きる糧でもあります。食事を楽しく味わって食べることで、栄養状態も改善され、利用者の QOL 向上にもつながります。これからも、給食運営委員会を開催することで、つねに給食を改善・充実させ、利用者に「おいしかったよ」と喜んでもらえるように、さらに励んでいきたいと思います。

### 引用・参考文献

1）厚生労働省.「日本人の食事摂取基準（2020 年版）」策定検討会報告書.（https://www.mhlw.go.jp/content/10904750/000586553.pdf, 2022 年 1 月閲覧）.
2）厚生労働省. 令和 3 年度介護報酬改定について.（https://www.mhlw.go.jp/stf/seisakunitsuite/bunya/0000188411_00034.html, 2022 年 1 月閲覧）.

Q 36

# 調理レクリエーションを行う目的と意義とは？

社会福祉法人メインストリーム特別養護老人ホーム・障害者支援施設エバーグリーンホーム管理栄養士
**田村博子** たむら・ひろこ

## ストレングスに着目したケアプランを

高齢者にとって、「食べること」は、生きるための栄養を補給することだけではなく、生活のなかでの最大の楽しみでもあります。

筆者の施設は、特別養護老人ホームおよびケアハウスと障害者支援施設を併設しているため、さまざまな疾病や日常生活動作（activities of daily living；ADL）の人がおり、身体機能、認知機能は多岐にわたります。施設では、つねに一人ひとりの状態を国際生活機能分類（international classification of functioning, disability and health；ICF）に基づいてアセスメントし、ストレングス（strength、対象者が本来もっている潜在能力や強みなど）に着目したケアプランを作成しています。どうすれば、利用者の潜在能力をひきだす支援になるのか、試行錯誤を重ねています。

## 調理レクリエーションの目的とは

利用者の潜在能力をひきだす支援の一つの方法が「調理レクリエーション」です。高齢者・障害者にとって調理レクリエーションを行う目的は表のとおりです。

### 脳機能や身体機能を活性化させる

料理活動は、手や頭を使うレクリエーションととらえることができ、脳の前頭前野のはたらきを活性化させ、心身の障害の機能回復、病状の改善や情緒の安定を図ることができるといわれています。施設や通所介護、在宅で単調になりがちな日常生活において、「非日常」のレクリエーションの時間をもつことは、日々の生活に刺激を与え、心を和ませ、楽しくさせるに違い

**表　調理レクリエーションを行う目的**

- 脳機能や身体機能を活性化させる
- コミュニケーションの促進
- ADL と QOL を維持・向上させる

ありません。

### コミュニケーションの促進

高齢になると、体力や身体機能が衰え、また、昨今のような感染症の危険回避のため、外出の機会が徐々に減少していきます。そのような状態が長く続くと、引きこもり、うつ状態に陥ったり、認知症を発症・進行する原因になります。とくに一人暮らしの高齢者は、誰とも話さない日が多くなりがちです。レクリエーションとして調理をする過程で、かならず他者と会話を交わすことになり、ともに食べることで自然と笑顔が生まれます。他者とコミュニケーションをとることで、社会とつながる楽しさを再認識することができ、脳を活性化させることにもなります。人とのふれあいは、生きがいを見出すきっかけとなるはずです。

### ADL と QOL を維持・向上させる

調理レクリエーションは、身体機能の向上をめざすリハビリテーションの役割も果たしており、ADL を向上させます。先述のとおり、脳機能や身体機能が活性化し、他者とのコミュニケーションが増えていくと、毎日の生活の質（quality of life；QOL）が向上し、人間らしく、生きる喜びや楽しみを感じ、生きがいをもつことができます。調理レクリエーションを行うことで役割をもち、いきいきとしている様子がうかがえます。調理レクリエーションは、ADL と QOL をともに高めることができます。フレイル（身体的・精神的・社会的）から脱却し、尊厳ある人生を送ることが可能になると考えます。

## 食事を盛り上げる行事企画

筆者の施設では、四季折々の季節感あふれる年中行事を行っており、利用者にとても喜ばれています。数々の行事のなかで珍しいものとして、生のお茶の葉を蒸してお茶をつくったり、あじを 3 枚におろしたり、豆乳から木綿豆腐をつくったり、そば打ちするなどがあります。どの行事も、多くの入居者・利用者と一緒に食べる機会となり、また「おいしい」と毎回大好評です。

おやつは、高齢者や障害者にとって、良好な栄養状態を保ち、精神的にリラックスするために、たいへん重要な役割を果たしています。嚥下状態や嗜好を考慮した、しっとりとした和菓子やゼリー、プリンなどが好評です。一人ひとりのおやつの大きさや量に注意し、誤嚥しないように細心の注意をはらっています。

## 衛生管理と危機管理の徹底

最後に、調理レクリエーションを行うにあたって忘れてはならないのが、衛生面や危機管理への配慮です。楽しいはずのレクリエーションが食中毒や感染症、けがなどの事故によって悲しい時間とならないよう、手洗いの徹底や清潔な環境を心がける必要があります。また、身体機能、認知機能に応じた作業を行い、けがなどの事故が起こらないように注意しましょう。

# Q37 非常食はどのように準備しておけばいいの？

社会福祉法人メインストリーム特別養護老人ホーム・障害者支援施設エバーグリーンホーム管理栄養士
**田村博子** たむら・ひろこ

## 日ごろからの備えと業務継続に向けた取り組みを

「令和３年度介護報酬改定」における重点事項の柱の一つに、感染症や災害への対応力強化があげられています。介護保険サービス提供者は、感染症や災害が発生した場合であっても、利用者に必要なサービスが安定的・継続的に提供される体制を構築するように努めなくてはなりません[1、2)]。

感染症・災害いずれにおいても、日ごろからの備えと業務継続に向けた取り組みの推進が大切です。昨今の災害は、かつてないほど規模が大きく、広範囲にわたることも多くなっています。感染症や災害の対応において、地域との連携が不可欠であることを踏まえ、地域住民の参加も視野に入れて、非常時災害対策マニュアルを作成する必要があります。

災害時において管理栄養士は、命の源である「食」の面から利用者を支援する責任があります。想定される被害をもとに、非常食の準備をしておかなければなりません。想定される事態としては、①建物に利用者、職員、来訪者が取り残され、調理職員がいない、②ライフライン（電気・水道・ガス）がすべて止まる、③道路が寸断され施設が孤立し、物資が届かない、などがあります。具体的に何をどのように備蓄すればよいかについて、以下に述べます。

## 具体的な非常食の準備とは

### 非常食の備蓄量

非常食は「必要量食数×１人あたりの必要量×日数」で備蓄します。食数は「利用者＋職員＋来訪者（地域住民など）」で算出します。１人あたりの必要量は、対象者の推定エネルギー必

表 非常食の必要条件

- 加熱、調理せずにそのまま食べられるもの
- 主食のみでなく、副食も備蓄しておく
- ローリングストックしやすいもの
  ローリングストックとは、日常的に非常食を食べて、食べたら買い足すという行為をくり返し、つねに新しい非常食を備蓄する方法。
- 咀嚼・嚥下や疾病を考慮した特殊食品
  とろみ調整食品、嚥下調整食、アレルギー対応食、特殊食品なども備蓄しておく。
- コストがかからないもの
  缶詰、レトルト・パウチ食品、フリーズドライ、α化食品など。市販の非常食セットは比較的高価であるため、日常の食品で非常食に向くものを備蓄しておく（ローリングストックと組み合わせる)。

要量や基礎代謝量を考慮し、1食500～600kcalを目安にします。日数は3日分は最低限必要です。可能であれば5日分の備蓄をめざします。

また、水の確保も重要です。飲用水として1人1日最低1.5Lが必要です。調理に使用する水も非常食の種類によっては必要となります。

## 非常食の必要条件

介護保険施設における非常食の必要条件を**表**に示します。

## 非常食の保管

非常食の保管場所は全職員に周知しておく必要があります。食品だけでなく、箸や器などの食具も同じ場所に一緒に保管しておきましょう。温度、湿度などの環境も考慮し、倒壊、浸水の危険が少ない場所を保管場所とします。また、被害が広範囲にわたることを想定して、1ヵ所にまとめて保管するのではなく、分散させておきましょう。

## 非常食の提供方法

先述のとおり、非常食提供時に給食職員が不在であることも想定し、保管場所は全職員に周知しておきましょう。非常食においても、献立表を作成して、提供方法などを明記しておく必要があります。ローリングストックしやすい非常食を備蓄し、使用する際には、利用者、職員で、防災意識を高めておくとよいでしょう。筆者の施設では、賞味期限が近くなると、通所利用者を含めて、非常食を試食するようにしています。「味が濃い」「いつもより切り方が大きい」「ご飯がパサパサしている」などの意見もありますが、「これは非常食ですよ」と伝えると納得してもらえます。しかし、非常食の選択は現在も検討事項です。また、調理方法の工夫、調味料（トマトケチャップやカレー粉など）の使用によって、より利用者の口に合うように試行錯誤を続けています。

## 嚥下調整食や栄養補助食品の備蓄を

特別養護老人ホームなどでは、常食だけではなく、嚥下調整食を人数分用意しておく必要があります。筆者の施設も、栄養補助食品も含めて、備蓄品の検討をすすめています。また「災害時のマニュアル」を作成し、職員に周知徹底しています。何事も備えあれば患いなしという意識で非常食を用意し、日々の業務にあたらなければならないと気をひきしめています。



### 引用・参考文献

1）厚生労働省．令和３年度介護報酬改定について．（https://www.mhlw.go.jp/stf/seisakunitsuite/bunya/0000188411_00034.html，2022 年 1 月閲覧）．
2）厚生労働省．令和３年度介護報酬改定に関する審議報告の概要．（https://www.mhlw.go.jp/content/12300000/000718179.pdf，2022 年 1 月閲覧）．

Q 38

# 介護保険施設でも栄養指導は必要なの？

医療法人社団悠翔会在宅栄養部訪問管理栄養士　**森田千雅子**　もりた・ちかこ

## 介護保険施設における栄養指導とは

施設における栄養指導は、栄養ケア・マネジメントの一環としてとても重要です。

入所者一人ひとりに栄養アセスメントを行い、お茶にとろみをつける、パンを禁止にする、汁ものを禁止にする、経腸栄養剤や栄養補助食品を付加するなど、さまざまな判断をしますが、そのときに、管理栄養士としてまず何を考えますか？ 入所者・家族・施設スタッフの理解に向けて、話し合いを行うと思います。自分自身に置き換えて考えてみてください。何の説明もなく、いきなりお茶にとろみがついていたり、自分だけパンがお粥に変わったり、ほかの人の膳にはある汁ものがなかったら、なぜなのかと疑問に思いませんか？ 経腸栄養剤や栄養補助食品についても、なぜそれが必要なのかについて、まず、入所者・家族・施設スタッフに説明することが大事です。それが、施設における栄養指導でもあります。

筆者は、入所者への食事の説明は、管理栄養士のみに限定しなくてもよいと考えます。主治医、施設スタッフ、家族など、入所者にとって話を聞いてくれる人（入所者が話しやすい人）ならば、誰でもよいと思います。管理栄養士が「自分が全入所者にすべて説明しなければならない」と重く考える必要はありません。ただし、注意すべきことは、入所者はもちろん、多職種連携における話し合いでは、栄養ケア・マネジネントの根拠を伝える必要があるということです。そのためにも、情報収集力を身につけることが重要です。

## 違和感に気づくことがいちばん大切

介護保険施設における栄養指導に必要な情報収集について**表1、2**にまとめました。筆者が

表1　ミールラウンドにおける情報収集例：食事前に収集できる情報

| | |
|---|---|
| 体重 | kg |
| 身長 | cm |
| ADL | 寝たきり・車いす・いす・独歩・介助・杖 |
| 呼吸数 | 回／分 |
| ふだんの食事時間 | 分 |
| のどの訴え | 朝・夕・毎食後・食事中・飲水直後 |
| ふだんの発声量 | 大・中・小 |
| 経腸栄養剤・栄養補助食品 | 有・無 |
| 鼻水 | 有・無 |
| アレルギー | 有・無 |
| のど触診 | 喉仏の下垂、左右差など |
| 頸部触診 | 下顎～頸～肩・肩甲骨・胸郭 |
| 頸部の可動域 | 左右・上下・頸回し |
| 頬まわり | うがい・頬ふくらまし・口すぼめ |
| 口腔関係 | 口のなかの訴え・痛み・乾燥など（歯科の情報提供などがあれば記載）<br>義歯の有無・残存歯の有無・動揺歯・開口・指３本・口臭など |
| 舌の確認 | 厚み・麻痺・萎縮・むくみ・舌苔 |
| 舌の動き | 前後・左右・突出・中心・左右差 |
| 発声 | パタカラ・声門閉鎖（聴診） |

現場で培った独自の視点ですが、ミールラウンドの参考にしてください。嚥下評価だけでなく、観察して感じたこと、違和感、前回の栄養アセスメントで試したことの評価、本人への聞きとり、書類やデータの確認、スタッフの気づき、事実確認として周囲の聞きとりなども記録しておきましょう。

　ミールラウンドでいちばん大切なことは、些細なことでも「ちょっとおかしい？」と感じること、つまり違和感に気づくことです。最初は短時間で**表1**、2の情報をすべて集めるのはむずかしいかもしれません。時間はかかっても構いませんので、ミールラウンドで一人ひとり観察してみましょう。

表2 ミールラウンドにおける情報収集例：食事中に収集できる内容

| 飲水 | |
|---|---|
| 介助 | あり・なし |
| 姿勢 | 頸部前屈・足底接地・ベッド・車いす・いす・ギャッチアップ：90°・60°・45°・30° |
| 食具 | カレースプーン・ティースプーン・流動食介護用食器・シリンジ |
| 飲水容器 | 背の高い湯飲み・背の低いティーカップ・ストロー・吸い飲み・ストローつきマグカップ（スパウト）・そのほか |
| ごっくん直後の発声 | 嗄声・声量大・中・小（聴診器使用） |
| 口唇圧 | 抜けていないか？・ためこんだまま飲み込まないか？ |
| のど | 飲水前・飲水中・飲水後 |
| 喉頭挙上 | 制限があるか・動き（目視） |
| 嚥下音 | 頸部聴診 |
| フード | |
| 介助 | あり・なし |
| 食具 | カレースプーン・ティースプーン・流動食介護用食器・シリンジ・そのほか |
| 姿勢 | 頸部前屈・足底接地・ベッド・車いす・いす・ギャッチアップ：90°・60°・45°・30° |
| 食形態 | 全粥・きざみ・ムース・水分とろみ有・無・学会分類2021コード[1)] |
| ごっくん直後の発声 | 嗄声・声量大・中・小（聴診器使用） |
| 口唇圧 | 抜けていないか？・ためこんだまま飲み込まないか？ |
| のど | 飲水前・飲水中・飲水後 |
| 下顎の回旋 | （可能なら動画で確認） |
| 口開食残渣確認 | 舌の中央・左右端・上顎 |
| 喉頭挙上 | 制限があるか・動き（目視） |
| 嚥下音 | 頸部聴診 |

## 引用・参考文献

1） 日本摂食嚥下リハビリテーション学会．日本摂食嚥下リハビリテーション学会嚥下調整食分類2021．日本摂食嚥下リハビリテーション学会誌．25（2），2021，135-49.

Q 39

# 基礎疾患のある利用者への家族の差し入れは、どのように対応すればいいの？

社会福祉法人メインストリーム特別養護老人ホーム・障害者支援施設エバーグリーンホーム管理栄養士
**田村博子** たむら・ひろこ

## 基礎疾患を把握して健康状態を維持する

基礎疾患とは、一般的には、慢性の呼吸器疾患、循環器疾患（心疾患、高血圧症を含む）、腎疾患、肝疾患（肝硬変など）、インスリン製剤や飲み薬を服用している糖尿病（ほかの病気を併発している糖尿病を含む）、血液疾患、免疫疾患、BMI 30kg/m$^2$以上の肥満などが該当します。

施設入所者で、とくに「差し入れ」に関連すると考えられる疾患は、おもには糖尿病や高血圧症、腎臓病、肥満の人ではないでしょうか。とくに、糖尿病のある人は、慢性的に糖質の多い食事や間食を好む生活習慣であったことが多いように思います。また、家族も「好物だから」と入所者の願いを聞き入れ、糖質の多い食品を差し入れする傾向があります。高齢になると、食事摂取量が少なくなり、どちらかといえば低栄養状態が多く見受けられます。しかし、なかにはサルコペニア肥満で糖尿病を併発し、血糖値が高い人もいるため、定期的に血糖値やHbA1cを測定し、健康状態の把握に努めています。

## 家族と話し合い、理解を得る

筆者の施設では、食品衛生上の管理面も考慮して、家族からの差し入れは原則として職員が預かって管理しています。生鮮食品やパン、おにぎり、生菓子、手づくりの料理などは日持ちしないため、差し入れはなるべく控えてもらっています。また、疾患に応じて食品の種類の制限をお願いすることもあります。

具体的には、糖尿病の人への糖質過多の菓子類やくだものなど、腎疾患、心疾患、高血圧症の人への梅干しなどの漬けもの類やおつまみのような食塩過多の食品などは、差し入れを遠慮してもらっています。また、基礎疾患ではないのですが、嚥下機能が低下した人へ食形態を考慮していない誤嚥の可能性が高い食品の差し入れもあります。危険であるため注意が必要ですが、いつもはミキサー食を食べていても、家族のつくる寿司を楽しみにしている利用者もいました。職員立ち合いのもと、食べてもらったこともあります。

時に、差し入れの摂取量が多い場合は、次の食事量で調節するようにしています。また、筆者の施設では、一人部屋などで冷蔵庫を利用している人もいるため、差し入れ、購入品は定期的に職員が管理し、賞味期限に注意して、本人の体調に合わせて提供しています。差し入れは、利用者と家族をつなぐ愛情表現の一つだと思います。すべてを否定的にとらえず、ケースバイケースで対応していくのがよいでしょう。

## 介護保険施設は生活の場

給食では、基礎疾患がある入所者の療養食も、常食と同じように感じてもらえるように、見た目や品数を工夫しています。施設は、治療を主とする病院とは違い、生活の場そのものです。あくまでも、毎日を楽しく明るく充実して過ごせるよう、最大限の誠意ある対応をするべく日々努力していきたいものです。

# Q40

# 禁食が多い利用者の代替食はどのように対応すればいいの？

医療法人社団悠翔会在宅栄養部訪問管理栄養士　**森田千雅子** もりた・ちかこ

## まずは情報収集を

禁食が多い利用者の代替食はたしかに悩みます。まず管理栄養士が行うべきことは情報収集です。

以前、筆者に「さば禁止の利用者がいます。さばは、さば節としてだしにも使われているので、除去がとてもたいへんです。全メニューを変えることもあります」という相談がありました。たしかにそれはたいへんです。筆者は「ただ、さばをすべて抜くのではなく、切り身や缶詰だけがだめなのか、だしも含めて禁止しなければならないのかなど、本人や家族、施設スタッフ、主治医から情報を集めてから、代替を考えましょう」と伝えました。禁食が多い人であっても、「この食品はここまでならよい」という情報があれば、対応も変わります。入所前は何を食べていたのかを確認するのも一つの方法です。

また、くわしく聞きとると、単にその食品が嫌いだから禁食になっていたという例もあります。やはり情報収集は必要です。

## 薬剤との相互作用による禁食

### 青菜とワルファリンカリウム（ワーファリン）

以前は、ワルファリンカリウム（ワーファリン）を服用している場合は、青菜を禁止することがありました。しかし、現在はそれほど気にしなくてもよいと考えられています。たしかに、ほうれんそうやブロッコリーなどの緑色の野菜には、ワーファリンのはたらきを弱めるビタミンＫを多く含むものもありますが、１日の摂取量が過量にならない範囲（野菜であれば小鉢程度）であれば、ビタミンK含有量を細かく気にする必要はありません。どんぶり茶碗1杯以上などの多量でない限り、青菜を禁止する必要はありません。ただし、一部の野菜ジュースはビタミンKを大量に摂取することになるため、各製品のビタミンK含有量に注意が必要です[1]。

### 納豆とワルファリンカリウム（ワーファリン）

納豆にはワーファリンのはたらきを弱めるビタミンKが多く含まれていることに加えて、食べた後もビタミンKが腸内で増えて、ワーファリンに対して拮抗作用を示します。食べる量だけではなく、腸内でどのくらい増えるのかは個人差があり、完全な把握はできないため、少量であっても原則禁止します。納豆を加熱しても代替にはなりません。どうしても食べたいという入所者については、主治医に相談しましょう[1]。

### お茶と鉄剤

以前は、鉄剤服用者にはお茶を禁止している施設もありました。それは、お茶に含まれるタンニンが鉄剤と結合し、鉄の吸収を妨げるという理由からです。しかし最近では、鉄剤に含まれる鉄の量であれば、お茶による吸収低下は問題にならないと考えられています。濃い抹茶以外は、緑茶やコーヒーも含めてお茶禁止にしなくてよいでしょう[2]。

### グレープフルーツジュースとカルシウム拮抗薬

グレープフルーツまたはグレープフルーツジュース禁止とされる薬剤は、カルシウム拮抗薬だけでなく、高血圧薬、不眠症治療薬、免疫抑制薬、高脂血症治療薬の一部など、多数存在します。グレープフルーツジュースの薬への影響は、摂取後、十数時間持続するといわれており、服薬と一緒でなければ問題ないというわけではありません。グレープフルーツの果肉や果汁成分であるフラノクマリンが、体内の代謝酵素であるシトクロムP450 3A4（CYP3A4）の作用を阻害します。そのため、薬を分解する代謝が遅れ、効き目が強く出てしまうこととなり、副作用が現れる可能性が高くなります。グレープフルーツだけでなく、スウィーティー、メロゴールド、バンペイユなども同じ禁食扱いとなります。ネーブルオレンジ、スィートオレンジ、温州みかん、ぽんかん、デコポン、いよかん、ゆず、レモンなどはフラノクマリン類が微量しか含まれていないので問題ありません[3]。

グレープフルーツジュース摂取の影響は個人差が大きく、酵素阻害の程度が異なります。少量ならば大丈夫という人もいますが、体調や年齢などの変化で突然影響が強く現れることも考えられます。「今まで、知らずにグレープフルーツを出していた……」と恐れる必要はありませんが、少量でも気づいた時点で、グレープフルーツを禁止するのが無難です。

また、一部のスポーツドリンクや、ライチ風味の食塩入り果汁飲料にグレープフルーツジュースが含有されているものもあります。成分表示をしっかりと確認し、気づいた時点で別の飲料に変更しましょう。経口補水液（オーエスワン®）は問題ありません。


### 引用・参考文献

1）エーザイ．ワーファリン 飲食物・健康食品（サプリメント）との相互作用について．（https://medical.eisai.jp/products/warfarin/faq/，2022 年 2 月閲覧）．
2）東京都医師会．薬について．（https://www.tokyo.med.or.jp/docs/chiiki_care_guidebook/119_173_chapter05.pdf，2022 年 2 月閲覧）．
3）独立行政法人医薬品医療機器総合機構．食品とくすり：Q2 グレープフルーツジュースを避けるべきくすりがあるそうですが，どんなくすりですか．（https://www.pmda.go.jp/index.html，2022 年 2 月閲覧）．

# Q41 入所者・利用者の食事の様子を観察するときには何にポイントをおけばいいの？

医療法人社団久和会老人保健施設マイライフ尾根道栄養科管理栄養士 **藤浦美由紀** ふじうら・みゆき

## 一見で全身状態を観察する（表）

利用者をはじめてみたときに、まず目に入るのは「車いすか？ 杖歩行か？ 独歩か？」という歩く機能だと思います。そして管理栄養士は即座に「太っているか？ 痩せているか？」をキャッチするでしょう。

介護度や現病歴、日常生活動作（activities of dairy living；ADL）、認知機能、薬、食形態、血液データ、嗜好、家族構成など、利用者について事前にまとめておくと、栄養ケアへの連動がスムーズになります。また、体の傾きや覚醒状態も自分の目で観察し、事前情報と比較します。

## 食事時やおやつ時の観察ポイント（表）

食事の様子を観察するとき、まず確認することは「お膳をみて、自ら食べようとするか」ということです。そして机の高さや姿勢を観察し、不具合があれば調整します。

食べる様子から、失認や失行の有無、手指のパーキンソニズム、腕の筋力、半側空間無視などを予測し、全体像を把握します。そして、提供した食形態や水分のとろみ濃度がその人に適しているかを評価します。ただし、食事の最中にあれこれ質問するのはやめましょう。うまく咀嚼・嚥下できなくなったり、ほかの人からジロジロみられたりすると、食事に集中できません。その場で聞きたいことは最小限にしておきましょう。

食事はなかなか摂取がすすまないのに、おやつはあっという間に食べる利用者もいます。食事ではうまく観察できない場合でも、おやつのときに訪問すると思いがけないヒントが得られ

表　入所者・利用者の観察ポイント

| 項目 | 内容 | 具体例 |
|---|---|---|
| 利用前に確認 | 既往歴、現病歴、要介護度 | 疾患、薬の内容、誤嚥性肺炎や高次脳機能障害、介護度 |
| | 身長、体重【情報値】 | （事前情報として入手できれば） |
| | 認知機能 | 認知症診断名、向精神薬の有無、HDS-R、MMSE など |
| | 出身地、仕事歴、家族構成 | 生活歴、趣味、キーパーソンなど |
| | 今いる場所 | 自宅、急性期病院、回復期病院、介護老人保健施設、有料ホーム |
| | 食形態、療養食指示の有無 | 食形態（学会分類コード・とろみ濃度）、減塩、糖尿病など |
| | 検査データ、嚥下機能検査 | Alb、TP、Hb、GFR、HbA1c、CRP など、VE、VF |
| 利用開始日<br>第一印象<br>チェック | 身長、体重【実測値】 | 事前情報と値が近いか、違うかを確認、痩せていないか |
| | 本人と話をする | 嗜好や家族のことなどを聞くなかで、声の大きさ・滑舌・呼吸をチェック |
| | 自歯、義歯の確認 | 確認できそうなら自分でみる |
| 食事の様子を観察 | 食事時の姿勢 | 身体の傾き、頭の位置や首の角度、坐位の安定性、麻痺の有無<br>（いす、車いす、リクライニング車いす、ベッド上） |
| | 覚醒状態、食事意欲 | 目はしっかり開いているか、夜間は良眠できているか<br>食事意欲はあるか（動作・発言内容から） |
| | 認知機能<br>（失認・失行など） | 料理をみて献立を認識しているか（デザートから食べはじめるなど）<br>自ら箸やスプーンを持ち食べようとするか、一口量、摂取スピード<br>きょろきょろと落ち着かず不安な様子はないか、半側空間無視 |
| | 口腔内の状態 | 義歯は合っているか、自歯はどの程度あるのか<br>口腔内の衛生は保たれているか、乾燥の具合、唾液の量 |
| | 摂食嚥下機能 | 歯や義歯の上下左右運動、咀嚼に関係する口腔関連筋の動き<br>舌の動きや送り込み能力、嚥下までの時間や咽頭の動き<br>湿性嗄声、食事中の咳やむせ、水分でのむせ、口腔内の残渣 |
| | そのほか | 30 分以内に食事が終わるか（時間がかかりすぎていないか）<br>パーキンソニズム、食べこぼし、幻視、食事の集中力や満足感<br>食事介助を行う場合に介助拒否などないか、腹部の状態 |

るかもしれません。

## 認知機能の観察

料理や食具を認識し、自ら食べることができるかどうかを観察します（失認や失行の有無）。一口量が多くないか、早食いになっていないかなども観察し、窒息や誤嚥のリスクを考えます。副食だけ食べて主食が残っていないか、食事中にきょろきょろと不安な様子がないかも観察しましょう。

### 口腔内の観察

自歯や義歯の本数や状態、口腔内の乾燥や衛生状態を観察します。

### 摂食嚥下機能の観察

咀嚼機能や嚥下機能、認知機能など総合的に観察し、食形態（嚥下調整食学会分類 2021）[1]を決めます。手指の可動域、咽頭や頬の動き、咀嚼から嚥下までの時間もみていきます。

### 日内変動の確認

パーキンソン病やレビー小体型認知症など日内変動がないかを１日をとおして観察します。

### そのほか

リハビリテーションの内容や入浴状況、排便（下痢・便秘）や睡眠状態を確認します。

## 相手に安心感をもってもらえるように

介護保険施設に入所している人は何らかの不安を抱えている人がほとんどです。観察時の最大のポイントは、相手に安心感をもってもらえるような対応をすることだと思います。認知症者とのコミュニケーション技法の一つに「バリデーション（validation）」[2]というものがあります。認知症者の言葉や行動についてすべて意味のあることだととらえ、認めて受け入れることです。そこからヒントを得て食事の観察をしてみるとよいでしょう。アイコンタクト、自然な笑顔、共感、はっきりとした低い優しい声で対応します。ふだんから「来てくれてよかった」と感じてもらえるような対応を心がければ、食事中の観察もしやすいと思います。

### 引用・参考文献

1）日本摂食嚥下リハビリテーション学会．日本摂食嚥下リハビリテーション学会嚥下調整食分類 2021．日本摂食嚥下リハビリテーション学会誌．25（2），2021，135-49.
2）ナオミ・ファイルほか．バリデーション・ブレイクスルー：認知症ケアの画期的メソッド．飛松美紀訳．高橋誠一ほか監訳．仙台，全国コミュニティライフサポートセンター，2014，330p.

Q 42

# 脱水を予防するには どうしたらいいの？

特定非営利活動法人はみんぐ南河内認定栄養ケア・ステーションからふる代表　**時岡奈穂子** ときおか・なほこ

## 脱水の種類

高齢者にとって脱水は命の危険を伴うものであり、日常的に予防することが大切です。脱水には２種類あるのでそれぞれ理解しておきましょう。

### 高張性脱水（水欠乏型脱水）

水分摂取の不足や発汗など、水分の摂取が不足した高齢者や多量の汗をかく子どもなどが起こしやすい脱水症です。体内のナトリウム濃度が高くなっているので、0.45％の低張性食塩液を少しずつ補給します。

### 低張性脱水（ナトリウム欠乏型脱水）

大量の発汗や下痢・嘔吐など多量の体液を排出した後に、水や茶のみを補給した場合に起こる脱水症です。倦怠感や嘔吐、けいれんなどを起こすこともあり、0.9％の生理食塩液を補給します。

## 脱水症の予防

脱水症の予防は日常的に取り組むことが大切です。ポイントは以下の２点です。

### 日常からの水分・食塩の摂取

１日に必要な水分量は「体重（kg）× 30mL」が目安です。のどが渇かなくてもこまめに水分を摂取することが大切です。たとえば高齢者の場合、のどの渇きに気がつきにくく、飲水量が不足しがちです。１日の必要量から午前・午後・夜間の補給量をあらかじめ決めておき、水筒などを利用して、決めた量が飲めているか、本人も把握やすいように工夫するとよいでしょう。

日常的な食塩の摂取は、１日３食の食事がしっかりととれていれば、とくに問題ありません。食事量の減少や欠食は水分と食塩の摂取不足をまねき、脱水症をひき起こすきっかけとなります。日常の様子の変化に注意しましょう。

### 筋肉量の維持や増加

筋肉は75%程度が水分のため、筋肉量に比例して体内の水分量も増減します。筋肉量が減らないよう、日ごろから食事と適度な運動で体づくりを心がけることが大切です。

## 適切な飲水のすすめ

### コーヒーやお茶も安心して楽しめるように

カフェインの利尿作用を気にしてコーヒーやお茶を避ける人がみられますが、カフェインの1日あたりの摂取許容量は日本でも国際的にも決まっていません[1)]。2010年にカナダ保健省では、カフェイン摂取について、健康な成人では最大400mg/日（コーヒーをマグカップ［237mL程度］で約3杯）として注意喚起をしています[1)]。ちなみに高齢者でも利用が多い栄養ドリンクにはカフェインを含むものが多く、製品1本あたり36～150mgが含まれています[2)]。

筆者が居宅療養管理指導を担当していた80歳代の女性は、毎日コーヒーを2杯（合計約300mL）飲んでいました。友人との雑談でカフェインの摂取を注意され、注意が必要な量ではなかったにもかかわらず、コーヒーを飲まないようになりました。結果的に飲水量全体が減少し、訪問時に軽度の脱水症状をまねいていたことがあります。日常の食生活を安心して楽しめるよう、正しい知識を伝えることも、私たち管理栄養士の責務です。

### 手づくり経口補水液（ORS）のレシピ

世界保健機関（World Health Organization；WHO）が提唱する経口補水療法で用いる経口補水液（oral rehydration solution；ORS）は、水500mL、砂糖20g、食塩1.5gを混ぜたものです。食塩の吸収が速やかにできるように、糖の量が決められています。500mLのペットボトルの水を使ってつくると、飲水量の把握もしやすく便利です。

当認定栄養ケア・ステーション®では、より電解質のバランスがよいORSとして、麦茶500mL、きび砂糖20g、食塩1.5gのレシピをすすめています。おいしくて飲みやすいと高齢者に人気です。

#### 引用・参考文献

1）厚生労働省．食品に含まれるカフェインの過剰摂取についてQ＆A：カフェインの過剰摂取に注意しましょう．（https://www.mhlw.go.jp/stf/seisakunitsuite/bunya/0000170477.html，2022年1月閲覧）．
2）農林水産省．カフェインの過剰摂取について．（https://www.maff.go.jp/j/syouan/seisaku/risk_analysis/priority/hazard_chem/caffeine.html，2022年1月閲覧）．

Q 43

# 便秘を予防するには どうしたらいいの？

医療法人社団悠翔会在宅栄養部訪問管理栄養士 **森田千雅子** もりた・ちかこ

## 便秘は食事だけでは解決しない

最初に伝えておきたいのは「便秘は食事だけでは解決しない」ということです。「しっかり食べて、しっかり動いて、しっかり出す」という腸の動きのサイクルがよくなるように、管理栄養士として支援する必要があります。

## 便秘の原因と対策

便秘といってもさまざまな種類があります。便秘の原因と対策を**表**にまとめました。原因をきちんと分析して、効果のある対策を多職種で検討しましょう。高齢者施設では、嵌入便（かんにゅうべん）の人が多くいました。嵌入便とは、直腸内にかたい便がたまっており、自力で排出することができなくなった状態であるため、刺激性の下剤では効果はうすいです。

管理栄養士の視点において食品で付加するものとして、便秘といえば食物繊維と単純に考えるのではなく、便のすべりをよくするためにオリーブ油や中鎖脂肪酸（MCT）オイルを摂取するほうが効果的なこともあります。また、こまめな水分摂取の促しだけで、便秘が改善することもあります。しかし、飲水については、もともと脱水気味の人への対策であって、ただ水分を摂取したからといって便秘がよくなるわけではありません。つまり、すべての便秘に下剤や浣腸、食物繊維や乳酸菌といった画一的な対策を行うのではなく、原因を分析し、多職種と連携して、一人ひとりに有効な支援方法をトライ＆エラーで実践し、少しずつ改善に向かうようにすすめていくことが大切です。その経過のなかで、下剤や浣腸で排便コントロールを行うことは当然あり得ます。また、難治性で、長期間お腹の張りに悩んでいる人については、小腸内

表　便秘の原因と対策

| | | | |
|---|---|---|---|
| 大腸の動きが悪い便秘 | 大腸通過遅延型 | 原因 | 大腸の動きが悪くて便が滞る。 |
| | | 対策 | 薬剤の調整など主治医と相談して腸の動きをよくするようにはたらきかける。 |
| | 大腸通過正常型 | 原因 | 大腸は動いているが食物繊維や食事量が足りないために排便回数が減少する。 |
| | | 対策 | 食物繊維をはじめとした野菜多めのバランスのよい食事とする。 |
| 便が出せない便秘 | 硬便による排便困難 | 原因 | 嵌入便により便が詰まっている。 |
| | | 対策 | 浣腸や摘便などで直腸部の便の詰まりを取り除く。 |
| | 機能性便排出障害 | 原因 | 便排出にかかわる筋肉の筋力が低下し、直腸周辺の筋肉を締める、緩めるができなくなっている。腹圧がかけられない。便意を感じにくい。 |
| | | 対策 | いきみの練習。腹圧のかかる姿勢で排便習慣を支援。ストレッチや運動の促し。 |
| | 器質性排便困難 | 原因 | 直腸のかたちが変わってしまう。直腸瘤、直腸重積、巨大直腸などで便が出ない。 |
| | | 対策 | 医学的処置･治療が最優先。下剤、摘便、浣腸による対処療法も必要。定期的に少量の便なら出る人もおり、何年も多量の宿便があることに気づかずに過ごしている人もいる。「隠れ便秘」として頭に入れておきたい。 |
| そのほか（腸の閉塞によって便が滞る便秘） | | 原因 | 腸の癒着、もともと腸が狭い。がんや腫瘍で腸が塞がっている。腹痛、吐気が出る。便が出ずに激痛を伴う。 |
| | | 対策 | 医学的処置･治療が最優先。下剤、摘便、浣腸による対処療法も必要。既往歴を確認する。 |

細菌増殖症（small intestinal bacterial overgrowth syndrome：SIBO）の可能性も視野に入れましょう。SIBOの場合、今までの栄養指導が逆効果になっていたおそれがあります。

人の支援はむずかしく、教科書どおりにはいかないものです。人には当然ながら個性があります。だからこそ、管理栄養士として考えることを諦めてはいけないと思います。

Q44

# 下痢が続く利用者にどう対応したらいいの？

医療法人社団悠翔会在宅栄養部訪問管理栄養士 **森田千雅子** もりた・ちかこ

## 下痢の種類と原因

下痢の種類と原因を**表1**にまとめました。

高齢者施設では、抗菌薬による下痢が多くみられます。抗菌薬は耐性乳酸菌と一緒に処方されることもありますが、それでも腸内の善玉菌が死滅し、腸内細菌叢（腸内フローラ）が乱れて、下痢が多く発生します。管理栄養士としては、まず消化のよい食事を検討し、乳酸菌入り飲料や栄養補助食品を付加するなど、食品からの善玉菌の摂取を考慮します。善玉菌を増やす（善玉菌のエサになる）水溶性食物繊維やオリゴ糖の摂取もよいでしょう。

## 下痢への対応

下痢への対応について、**表2**にまとめました。

画一的な対応のように思えますが、そうではありません。安静が大事といっても、いつまでも禁食にはできません。入所者にとって負担にならない食事の提供が大切です。一口に「消化によい食物」といっても、消化とは消化管の連携によって行われます。弱っている組織が、口腔、咽頭、食道、胃、十二指腸・空腸・回腸、大腸、直腸、肛門、唾液腺、肝臓、胆嚢、膵臓のどこなのかによっても食物による対応は異なります。消化管の負担を減らす食材選び、食形態、調理方法や提供温度など、下痢の原因を検討して調整します。また、発熱、腹痛、嘔吐を伴っているようであれば、さらに支援方法が変わります。

下痢についてもまずは情報を収集して、課題を分析して、多職種と連携して、支援していきましょう。人の支援はむずかしいものです。日々想定外のことばかり起こります。うまくいか

表1 下痢の種類

- 急性下痢症：感染性下痢、薬剤性下痢、消化不良性下痢、アレルギー性下痢。
- 慢性下痢：過敏性腸症候群、炎症性腸疾患（クローン病、潰瘍性大腸炎、腸結核）、吸収不良症候群、腫瘍、薬剤性下痢。

- 分泌性下痢：腸からの水分の分泌量が増えることで起こる。エンテロトキシン（細菌が産生する毒素）の関与などがある。
  - ・原因：①ウイルスや細菌性毒素によるもの：感染性胃腸炎、コレラ菌、赤痢菌など、②過剰な消化管ホルモンや胆汁酸、ポリープによるもの、生理中の下痢など、③非吸収性食物脂肪の摂取によるもの：深海魚など、④食物アレルギーによるもの：小麦、魚介など。
  - ・特徴：絶食しても下痢が止まらない、下痢便が大量に排出される。
- 浸透圧性下痢：食べたものの浸透圧が高く、腸から水分を十分に吸収できないことで起こる。
  - ・原因：①食べすぎ、消化不良、②乳糖不耐性、③糖分の消化不良、④人工甘味料の過剰摂取、⑤中鎖脂肪酸（MCT）の過剰摂取、⑥浸透圧の高い栄養剤の過剰摂取など。
  - ・特徴：多くは下痢をひき起こす食品を除去し、安静にすることで改善する。
- 滲出性下痢：腸が炎症を起こし、多量の滲出液が流出することで起こる。
  - ・原因：細菌性大腸炎、ウイルス性大腸炎、潰瘍性大腸炎、顕微鏡的大腸炎（microscopic colitis）など。
  - ・特徴：便に粘液、血液、膿が付着する。
- 腸管運動異常による下痢
  - ①腸管運動亢進による下痢：ストレスなどから自律神経が乱れ、腸の動きが亢進し、便が短時間で腸を通過し、水分の吸収が不十分になることで起こる。
  - ・原因：過敏性腸症候群、バセドウ病、甲状腺機能亢進症など。
  - ②腸管運動低下による下痢：自律神経の乱れや、消化管の伸縮障害によって腸の動きが低下し、便が停滞することで、腸内細菌の異常増殖、胆汁酸の脱抱合、脂肪や水分の吸収障害などが起こる。
  - ・原因：ストレス、糖尿病性神経障害、アミロイドーシスなど。
  - ・特徴：便に粘液が付着することはあっても、血液、膿の付着はみられない。
- 薬剤性下痢：薬剤の副作用によって起こる。
  - ・原因：抗菌薬、抗がん薬、解熱鎮痛薬、消化管運動機能調整薬、下剤の過剰摂取、貧血治療の鉄剤など。

表2 下痢への対応

①安静第一。
②消化によい食物を選ぶ。
③腹部を冷やさないようにする。腹巻きや毛布などを巻く。室温に注意する。
④脱水予防のため、こまめに少量の水分や経口補水液の摂取を促す。
⑤肛門の周りの皮膚を清潔に保つ。
⑥口腔内を清潔に保つため、口腔ケアを行う。
⑦状態に合わせて、電解質（ナトリウム、カリウムなど）を補給する。

ないときは一人で悩まず、仲間の管理栄養士や多職種に相談しましょう。

Q 45

# 嚥下調整食を食べてくれない利用者にはどのように対応したらいいの？

特定非営利活動法人はみんぐ南河内認定栄養ケア・ステーションからふる代表 **時岡奈穂子** ときおか・なほこ

## 「食べない」本当の理由は？

患者・利用者が「食べない」理由はさまざまであるため、まずはその理由を把握することが重要です。嚥下調整食を拒否するおもな理由として、①味が嫌、②食感が嫌、③見た目が嫌、④みんなと違うものを食べるのが嫌、といったことがあげられます。それぞれの理由に対し、本人の思いを聞きとり、対応策を考え、提案を重ね、寄り添いながらともに考えていくことが大切です。寄り添い型の支援が患者・利用者からの信頼を得ることにつながり、食行動が前向きに変容するきっかけとなります。

## 食形態の調整を支援者だけで決めていないか？

食事提供側の発想を変えていくことも重要です。たとえば、スープやパテ、テリーヌや煮こごりなど、既存の調理法で嚥下調整食にも活用できる料理がいくつもあります。それらは普通食でありながら嚥下調整食にもなるので、ユニバーサルな提供ができます。給食の調理オペレーションでも食形態を調整する工程を省くことができるので、作業効率がよくなります。加熱調理後の加工工程がないので、衛生管理上もリスクが少ないメニューといえます。

また、食形態の調整が必要になった場合に、支援者だけで決めていることはないでしょうか。本人や家族、支援者が納得した食形態の変更であれば、変更後の受け入れもスムーズであり、食形態の変更によって栄養状態の維持・改善が効果的にできます。食形態の変更であっても、その選択と決定に患者や家族の意思は重要です。そして、支援にかかわる者との合意も必要です。参考としたいのが、日本老年医学会による「高齢者ケアの意思決定プロセスに関するガイ

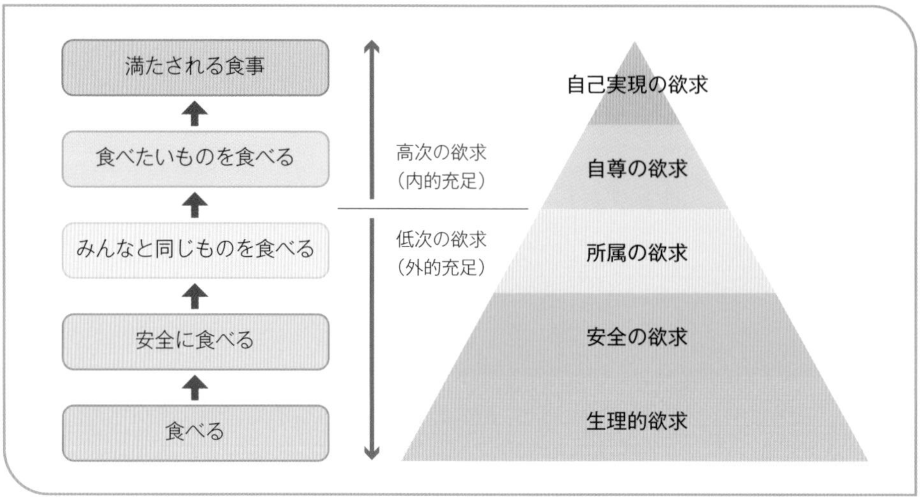


図　食の欲求（文献2を参考に作成）

ドライン：人工的水分・栄養補給の導入を中心として」[1]です。医療・介護においての意思決定プロセスについて一般的な指針が示されており、高齢者ケアに限定されず汎用性があると記されています。

## 患者・利用者の「食の欲求」を考える

時に、本人が支援を受け入れずに拒否する場合があります。その場合は「食欲＝欲求」ということを考えてみましょう。図[2]に食の欲求について、マズローの５段階欲求を参考に整理しました。

一般的に喫食者の食の欲求は「食べたいものを食べる」や「みんなと同じものを食べる」といった高次の欲求に近いものであるのに対し、支援者側の提案は低次の欲求の「安全に食べる」であることが多くみられます。そのすれ違いや、病態の不理解、予後予測の共有ができていないと、拒否となって現れます。マズローは５段階欲求について「欲求の階層と健康度は相関し、基本的欲求が満たされる事で心理的健康度が増進する。しかし、その逆すなわち欲求が満たされない場合は不健康になり、場合によっては病気になる事も考えられる」としています[2]。

支援者側は安全のためにミキサー食などをすすめていますが、患者・利用者にとっては食経験のない食形態であり、見た目にどのような料理かわからないために「安全に食べる（安全の欲求)」を満たせていない場合があります。このような場合は反発や拒否から食思不振をまねき、経口摂取量不足による低栄養をひき起こすこともあります。速やかに、原因となっている事象について解きほぐし、合意形成を行いましょう。合意形成は多様な意見が存在するなかで最善策を探し続け、落としどころをみつける作業です。患者・利用者の思いや背景を知り、理解するという「物語に基づく医療（narrative-based medicine：NBM)」による支援も必要となります。

食を楽しんでもらうことは栄養改善の重要な要素です。食形態の調整は食べる権利にかかわるという意識をもって支援していきましょう。



### 引用・参考文献

1）日本老年医学会．高齢者ケアの意思決定プロセスに関するガイドライン：人工的水分・栄養補給の導入を中心として．(https://www.jpn-geriat-soc.or.jp/proposal/pdf/jgs_ahn_gl_2012.pdf, 2022年1月閲覧).
2）アブラハム・H・マスロー．完全なる人間：魂のめざすもの．第2版．上田吉一訳．東京，誠信書房，1998，342p.

MEMO

# 第5章

# WEBでダウンロードできるおすすめレシピ22

# 資料ダウンロード方法

本書の資料は、WEB ページからダウンロードすることができます。以下の手順でアクセスしてください。

## ■メディカ ID（旧メディカパスポート）未登録の場合

メディカ出版コンテンツサービスサイト「ログイン」ページにアクセスし、「初めての方」から会員登録（無料）を行った後、下記の手順にお進みください。

**https://database.medica.co.jp/login/**

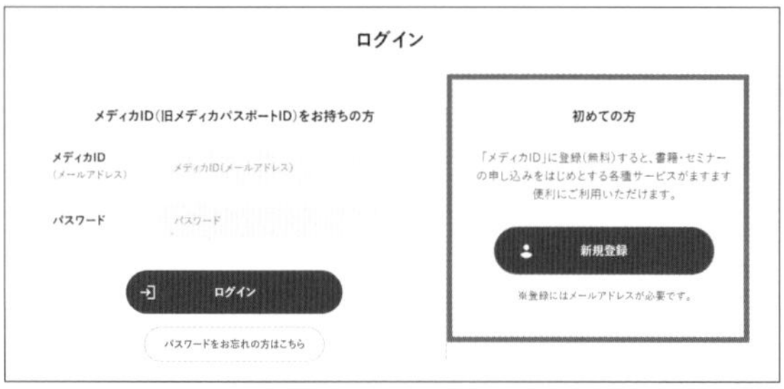


## ■メディカ ID（旧メディカパスポート）ご登録済の場合

①メディカ出版コンテンツサービスサイト「マイページ」にアクセスし、メディカ ID でログイン後、下記のロック解除キーを入力し「送信」ボタンを押してください。

**https://database.medica.co.jp/mypage/**

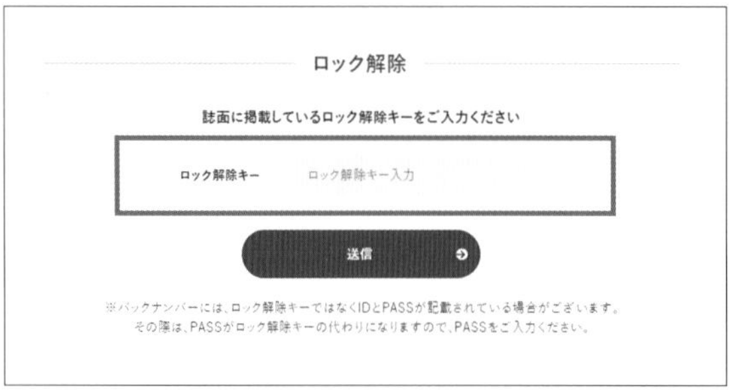


②送信すると、「ロックが解除されました」と表示が出ます。「ファイル」ボタンを押して、一覧表示へ移動してください。

③ダウンロードしたい資料のサムネイルを押すと「ダウンロード」ボタンが表示され、資料のダウンロードが可能になります。

**ロック解除キー　2RiGk2m3a**

＊WEB ページのロック解除キーは本書発行日（最新のもの）より 3 年間有効です。有効期間終了後、本サービスは読者に通知なく休止もしくは終了する場合があります。
＊メディカ ID・パスワードの、第三者への譲渡、売買、承継、貸与、開示、漏洩にはご注意ください。
＊ロック解除キーの第三者への再配布、商用利用はできません。データは研修ツール（講義資料・配布資料など）としてご利用いただけます。
＊図書館での貸し出しの場合、閲覧に要するメディカ ID 登録は、利用者個人が行ってください（貸し出し者による取得・配布は不可）。
＊雑誌や書籍、その他の媒体および学術論文に転載をご希望の場合は、当社まで別途お問い合わせください。
＊データの一部またはすべての Web サイトへの掲載を禁止します。
＊ダウンロードした資料をもとに作成・アレンジされた個々の制作物の正確性・内容につきましては、当社は一切責任を負いません。

# WEBでダウンロードできる おすすめレシピ22一覧

| レシピ名 | エネルギー（kcal） | たんぱく質（g） | ページ |
|---|---|---|---|
| 栄養アップなめらか粥 | 254 | 11.2 | 150 |
| 甘酒バナナヨーグルト | 71 | 2.2 | 151 |
| 笑顔巻き寿司 | 116 | 6.5 | 152 |
| 豆乳ゼリー | 112 | 6.3 | 153 |
| 焼きさばちらし寿司 | 314 | 27.5 | 154 |
| 鶏むね肉のソテー アボカドタルタルのせ | 192 | 20.2 | 155 |
| 春野菜のみそチーズ和え | 94 | 6.4 | 156 |
| そばがきぜんざい | 297 | 8.3 | 157 |
| たんぱく質アップたい焼き | 105 | 5.5 | 158 |
| たんぱく質アップ麻婆厚揚げ豆腐 | 245 | 17.4 | 159 |
| たんぱく質アップ関西風お好み焼き | 156 | 6.0 | 160 |
| エネルギーアップ唐揚げ親子丼 | 444 | 18.8 | 161 |
| エネルギー＆水分補給用嚥下ゼリー | 489 | 0.1 | 162 |
| 簡単ペースト粥 | 93 | 1.3 | 163 |
| 昔懐かしいやわらかナポリタン | 303 | 9.7 | 164 |
| みんな大好きやわらかおはぎ | 203 | 10.8 | 165 |
| さつまいものスープ | 142 | 3.5 | 166 |
| しっとり卵のあんかけ | 103 | 5.9 | 167 |
| あおさの天ぷら | 111 | 10.8 | 168 |
| いきなり団子 | 213 | 4.7 | 169 |
| みかん蒸しパン | 104 | 2.8 | 170 |
| だご汁（団子汁） | 257 | 10.4 | 171 |

# 栄養アップなめらか粥

特定非営利活動法人はみんぐ南河内認定栄養ケア・ステーションからふる代表　**時岡奈穂子** ときおか・なほこ

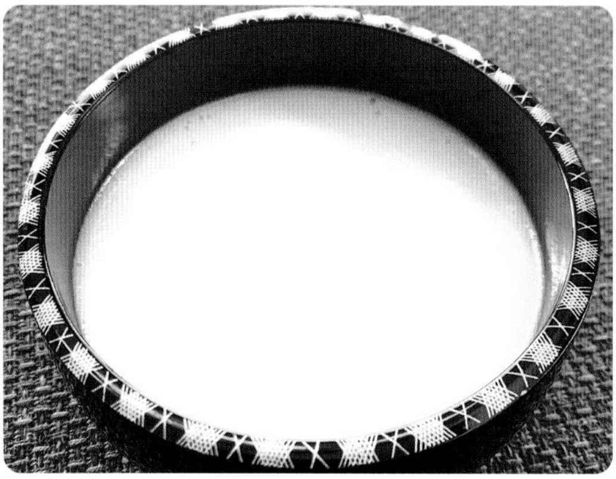

**栄養価**（1人分）

| | |
|---|---|
| エネルギー | 254kcal |
| たんぱく質 | 11.2g |
| 脂質 | 8.4g |
| 炭水化物 | 34.1g |
| 食物繊維 | 0.7g |
| 食塩相当量 | 0.2g |

**材料**（1人分）

| | |
|---|---|
| 上新粉（米粉） | 40g |
| 水 | 150mL |
| 粉ゼラチン | 10g |
| MCTオイル | （小さじ2）8g |
| スベラカーゼ | 3g |

※スベラカーゼ（フードケア）

**つくりかた**（ポリ袋調理の場合）

1. ポリ袋に米粉と粉ゼラチンを入れよく混ぜる。水を加えてよくなじませる。袋のなかの空気を抜いて、上部5cmくらいのところでしっかりとくくる。
2. 大きめの鍋に湯を沸かし、ポリ袋ごと入れて、軽く沸騰した状態で20分加熱する。
3. ポリ袋の中身をボウルにしぼり出し、スベラカーゼを混ぜて、次にMCTオイルを混ぜる。

**Point**

- 上新粉や米粉を使い、ミキサーを使わずになめらかな粥をつくる方法です。
- 米の第一制限アミノ酸であるリジンを多く含むゼラチンを組み合わせました。
- 真空調理やポリ袋調理で、❷の工程までまとめてつくり、冷凍保存することができます。
- ポリ袋調理のときは高密度ポリエチレンのものを使用してください。
- ゼリーに仕上げたいときは、❸の工程で温度が70℃以下に下がらないようにしましょう。

# 甘酒バナナヨーグルト

特定非営利活動法人はみんぐ南河内認定栄養ケア・ステーションからふる代表　**時岡奈穂子** ときおか・なほこ

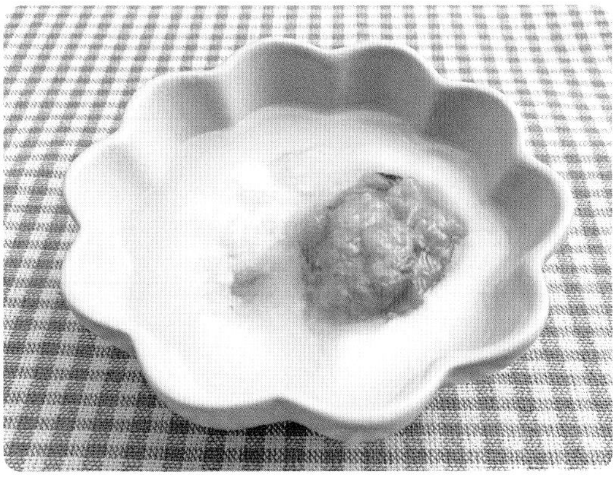

**栄養価**（1人分）

エネルギー……………71kcal
たんぱく質…………………2.2g
脂質…………………………1.6g
炭水化物…………………12.9g
食物繊維……………………0.3g
食塩相当量…………………0.1g



**材料**（1人分）

プレーンヨーグルト………50g
甘酒（こうじ）……………10g
はちみつ……………………5g
バナナ………………………20g

**つくりかた**

❶ バナナは皮をむき1cmの厚さに切る。ラップをして電子レンジ（600W）で30秒加熱する。
❷ ❶をフォークやスプーンの背でつぶして冷ます。
❸ ヨーグルトを入れた器に、❷、甘酒、はちみつを加える。

**Point**

- 消化吸収のよい甘酒を使い、より腸内環境に優しい一品にしました。
- 甘酒、はちみつによってビタミンB群も一緒にとることができ、代謝によい組み合わせとなります。
- バナナは加熱すると甘さが増してジャムのようになるので、ヨーグルトになじみやすくなります。

# 笑顔巻き寿司

特定非営利活動法人はみんぐ南河内認定栄養ケア・ステーションからふる代表　**時岡奈穂子** ときおか・なほこ

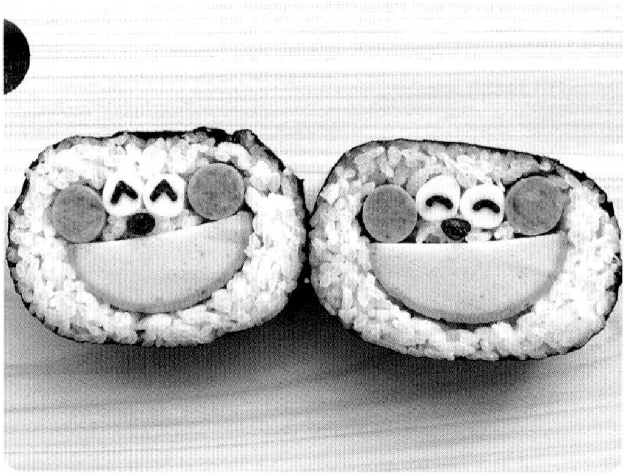

**栄養価**（1切れ分）

| | |
|---|---|
| エネルギー | 116kcal |
| たんぱく質 | 6.5g |
| 脂質 | 2.9g |
| 炭水化物 | 16.7g |
| 食物繊維 | 0.7g |
| 食塩相当量 | 1.2g |

**材料**（1本分）

| | |
|---|---|
| ご飯 | 160g |
| 　酢 | （大さじ1）15g |
| 　砂糖 | （大さじ1/2）4.5g |
| 　食塩 | （小さじ1/6）1g |
| かまぼこ | （1本）145g |
| ウインナー（スティック） | （2本）40g |
| チーズ（スティック） | （2本）20g |
| 焼きのり | （1枚）3g |

図1　図2

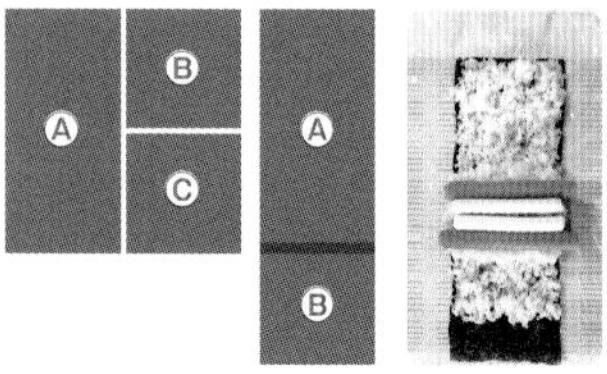


図3

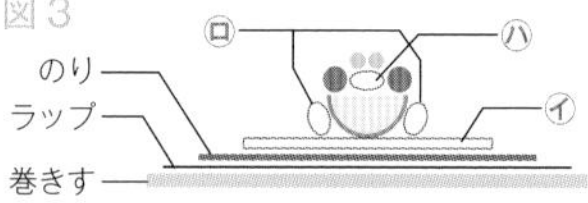


**つくりかた**

❶ 酢、砂糖、食塩を合わせ、炊きたてのご飯にむらなく混ぜ、広げて冷ます。すし飯を㋑110g、㋺20g×2つ、㋩10gの4つに分ける。

❷ 焼きのりを長辺で半分に切る。そのうちの1枚をさらに半分に切る（図1）。大きいのりⒶと小さいのりⒷをすし飯4～5粒でくっつけ、細長いのりをつくる（図2）。

❸ 残りののりⒸをのりパンチなどでくり抜いて目や鼻をつくる。

❹ かまぼこを板から外す。スティック型ウインナーをのりの幅に合わせて切る。

❺ 巻きすの上にラップを敷き、❷を置き、のりの左側4cm以外に㋑を平らに広げる。

❻ 図3を参考に、のりの中心にかまぼこの平らな面を上にしておき、かまぼこの両側に沿って㋺を伸ばし入れる。

❼ かまぼこの平らな面の中心に㋩を細長くおく。その両脇にウインナーをおく。㋩の上にチーズをおく。

❽ ずれないように注意しながら寿司を巻く。全体をラップで包み、10分ほどおく。濡らした包丁で5等分に切り分け、のりで目や鼻をつける。

**Point**

- 調理レクリエーションで、その人に合った作業を選んで参加してもらえます。
- スティック型ウインナーが入手しにくい場合は、魚肉ソーセージを使ってもよいでしょう。
- かまぼことすし飯を巻いて、のりの鼻と目をつけるだけでも簡単な笑顔巻き寿司ができます。

# 豆乳ゼリー

特定非営利活動法人はみんぐ南河内認定栄養ケア・ステーションからふる代表　**時岡奈穂子** ときおか・なほこ

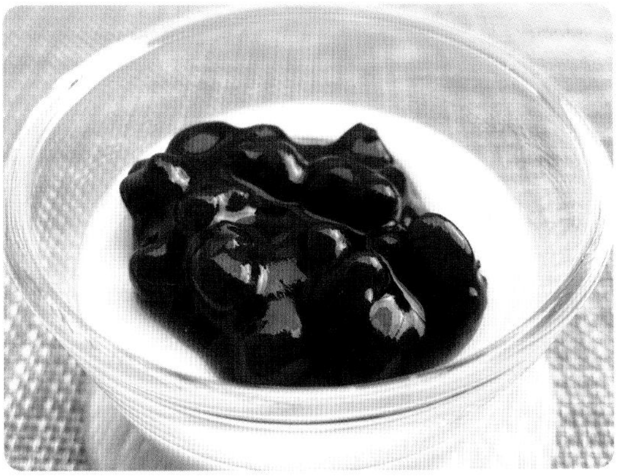

**栄養価（1人分）**

エネルギー……………112kcal
たんぱく質…………………6.3g
脂質…………………………3.7g
炭水化物…………………14.6g
食物繊維……………………1.0g
食塩相当量…………………0.2g

**材料（1人分）**

調製豆乳………………100mL
熱湯………………………50mL
ゼラチン…………………2.5g
ゆであずき…（大さじ1）20g

**つくりかた**

❶ 深めの耐熱容器にゼラチンを入れ、熱湯を加えて溶かす。
❷ 調製豆乳を❶に混ぜ、冷蔵庫で冷やし固める。
❸ ゆであずきを添える。

**Point**

- 調理レクリエーションでできる簡単なデザートです。
- 通所サービス利用者などには、防災用のローリングストックレシピとしても紹介できます。
- ❶の工程でゼラチンが溶けにくいときは、電子レンジ（600W）で5～10秒加熱してください。

# 焼きさばちらし寿司

医療法人医純会すぎうら医院栄養科管理栄養士　**馬庭章子** まにわ・あきこ

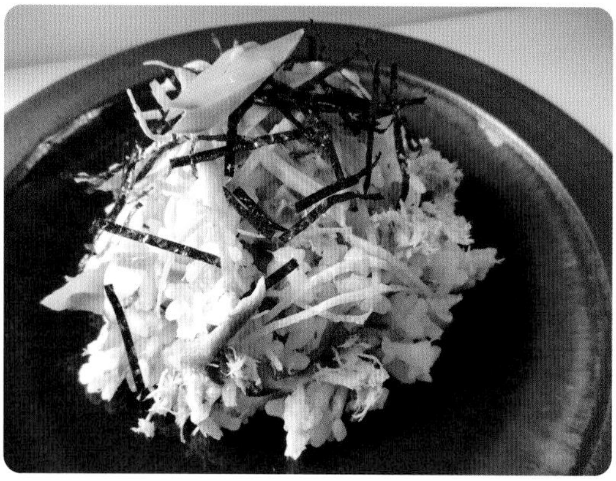

**栄養価**（1人分）

エネルギー……………314kcal
たんぱく質………………27.5g
脂質…………………………6.2g
炭水化物…………………41.2g
食物繊維……………………3.1g
食塩相当量…………………2.2g

**材料**（4人分）

米…………………（2合）300g
水………………………360mL
酒…………………………15mL
だし昆布………（5cm角）3g
A　酢………………………60mL
A　砂糖……………………20g
A　食塩………………………5g
焼きさば（ほぐし）……300g
干ししいたけ……………10g
にんじん…………………80g
きゅうり…………………100g
B　干ししいたけの戻し汁…………………100mL
B　砂糖………………………6g
B　うすくちしょうゆ…10mL
錦糸卵……………………40g
きざみのり…………………5g
さやえんどう（ゆで）……10g

**つくりかた**

❶ 米は洗ってザルにあげ、水、酒、だし昆布を入れて炊く。
❷ 干ししいたけは水で戻してうす切りにし、千切りにしたにんじんと一緒にBで煮る。
❸ きゅうりは千切りにして食塩（分量外）をふり、5分ほどおいて水気を切る。
❹ 炊きあがったご飯にAの合わせ酢を混ぜ、焼きさば、❷、❸を加えて混ぜる。
❺ 皿に盛りつけて、錦糸卵、きざみのり、細く切ったさやえんどうを飾る。

**Point**

- さばは、体内で合成できない必須脂肪酸のn-3系脂肪酸の一つであるエイコサペンタエン酸（EPA）が豊富です。
- 具材は、たけのこ、れんこん、ふき、さんしょうなど、春の食材を使用すると華やかな献立になります。

# 鶏むね肉のソテー アボカドタルタルのせ

医療法人医純会すぎうら医院栄養科管理栄養士 **馬庭章子** まにわ・あきこ

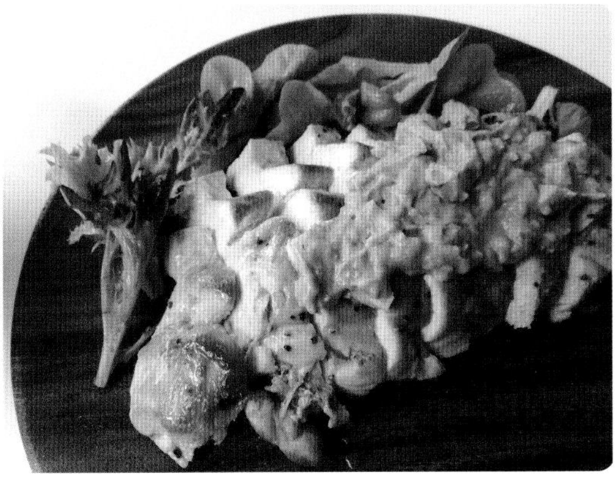

**栄養価**（1人分）

| | |
|---|---|
| エネルギー | 192kcal |
| たんぱく質 | 20.2g |
| 脂質 | 11.8g |
| 炭水化物 | 5.6g |
| 食物繊維 | 1.3g |
| 食塩相当量 | 1.4g |

**材料**（4人分）

| | | |
|---|---|---|
| | 鶏むね肉 | 300g |
| | 塩こしょう | 少々 |
| | レタス | 30g |
| | 油 | 9g |
| A | レモン汁 | 10mL |
| A | こいくちしょうゆ | 10mL |
| A | 酒 | 15mL |
| B | ゆで卵 | 50g |
| B | 牛乳 | 50mL |
| B | アボカド | 80g |
| B | マヨネーズ | 15g |
| B | レモン汁 | 7mL |
| B | たまねぎ | 15g |
| B | パセリ | 5g |
| B | 塩こしょう | 少々 |

**つくりかた**

❶ 鶏むね肉の厚みのあるところは切れ目を入れて伸ばし、塩こしょうをふる。

❷ フライパンに油を熱し、中火で❶を焼く。両面に焼き目がついたらふたをして、3分蒸し焼きにする。

❸ なかまで火がとおったら A を回し入れ、煮からめる。

❹ B の材料をすべてみじん切りにして、タルタルソースをつくる。

❺ 食べやすい大きさにカットした鶏むね肉に❹をかけてレタスを添える。

**Point**

- 鶏むね肉は高たんぱく質の食材です。加熱温度が高いとかたくなるため、火加減に注意しましょう。
- アボカドはよく熟したものを使用すると、なめらかなソースに仕上がります。

# 春野菜のみそチーズ和え

医療法人医純会すぎうら医院栄養科管理栄養士　**馬庭章子** まにわ・あきこ

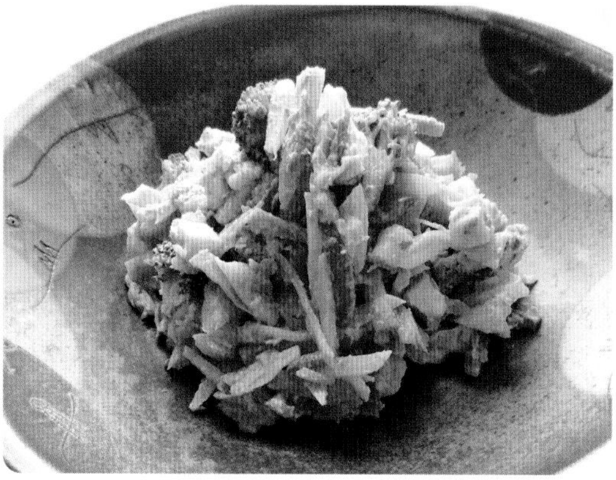

**栄養価**（1人分）

| | |
|---|---|
| エネルギー | 94kcal |
| たんぱく質 | 6.4g |
| 脂質 | 4.1g |
| 炭水化物 | 13.2g |
| 食物繊維 | 3.5g |
| カルシウム | 118mg |
| 食塩相当量 | 0.9g |

**材料**（5人分）

| | |
|---|---|
| キャベツ | 200g |
| ブロッコリー | 100g |
| にんじん | 80g |
| ごぼう | 80g |
| プロセスチーズ | 40g |
| A すりごま | 8g |
| A 高たんぱく質ヨーグルト | 80g |
| A 砂糖 | 5g |
| A みそ | 25g |

**つくりかた**

❶ キャベツ、ブロッコリーは一口大に、にんじんは短冊に、ごぼうは斜め切りにする。

❷ プロセスチーズは5mm角に切る。

❸ ❶をゆでて水気をしっかりと切り、❷を加えてAで和える。

**Point**

- 高たんぱく質ヨーグルト、チーズを使用することで、野菜の和えものでも高齢者に不足しやすいたんぱく質やカルシウムを補給することができます。
- アスパラガス、いんげんまめなど、ほかの野菜に変えてもよいでしょう。

# そばがきぜんざい

医療法人医純会すぎうら医院栄養科管理栄養士　**馬庭章子**　まにわ・あきこ

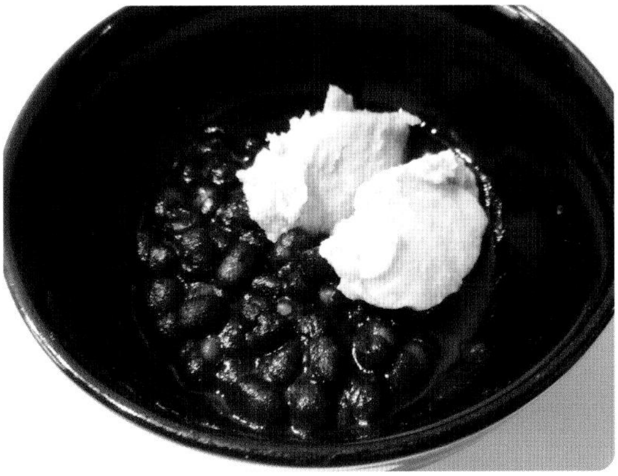

**栄養価**（1人分）

| | |
|---|---|
| エネルギー | 297kcal |
| たんぱく質 | 8.3g |
| 脂質 | 1.5g |
| 炭水化物 | 67.1g |
| 食物繊維 | 4.4g |
| 鉄 | 2.2mg |
| 亜鉛 | 1.3mg |
| 食塩相当量 | 0.5g |

**材料**（1人分）

| | |
|---|---|
| そば粉 | 40g |
| 水 | 100mL |
| ゆであずき（缶詰） | 80g |
| 水 | 70mL |
| 食塩 | 少々 |

**つくりかた**

1. そば粉と水（100mL）を鍋に入れて混ぜ合わせ、中火にかける。
2. 粘りが出てきたら弱火にし、なめらかになるまで均等にかき混ぜる。
3. 別の鍋にゆであずきと水（70mL）を加えて火にかけ、食塩で味をととのえる。
4. 器に❷のそばがきと❸を盛りつける。

**Point**

- そばがきは火加減に注意しながら、しっかりと練ります。
- そば粉はビタミン、ミネラルに優れた食材です、そばがきのほかにガレットなどに使用してもよいでしょう。
- あんは市販品ではなく、あずきからつくると、よりおいしいぜんざいに仕上がります。

# たんぱく質アップたい焼き

学校法人川崎学園大学事務局企画部川崎医科大学総合医療センター内岡山キャンパス開設準備室
管理栄養士・主任介護支援専門員　**森光大** もりみつ・だい

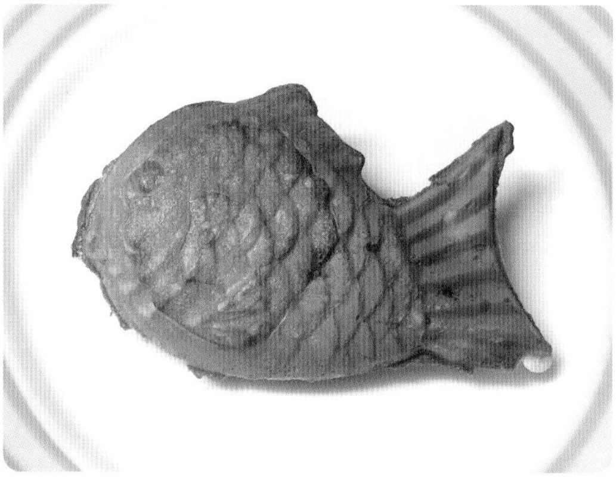

**栄養価**（1人分）

エネルギー……………105kcal
たんぱく質…………………5.5g
脂質…………………………1.4g
炭水化物…………………17.6g
食物繊維……………………0.5g
食塩相当量…………………0.2g

**材料**（12人分）

ホットケーキミックス…150g
卵……………………（1個）50g
調製豆乳………………100mL
たんぱくUPヘルパー……20g
ぜんざい（缶詰）………165g
たんぱくUPヘルパー……20g
オリーブ油…………………5mL
※たんぱくUPヘルパー（キッセイ薬品工業）

**つくりかた**

❶ ボウルに卵と調製豆乳を入れてよく混ぜ、ホットケーキミックスとたんぱくUPヘルパー（20g）を混ぜる。

❷ ぜんざい（缶詰）をボウルに出して、たんぱくUPヘルパー（20g）と混ぜる。

❸ たい焼き機にオリーブ油を敷いて❶を入れ、❷をのせ、❶をのせて、ふたをして5分焼く。

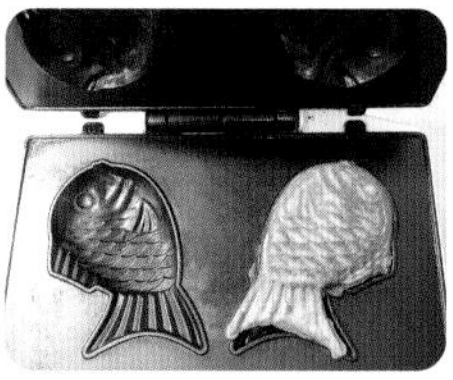

**Point**

- ホットサンドメーカーのたい焼き用プレートを活用しました。楽しんでつくることができるため、調理レクリエーションにも活用できます。
- 調製豆乳は牛乳に変更してもよいでしょう。
- たんぱくUPヘルパーは料理の味や風味を変えないため、おやつにも最適です。

# たんぱく質アップ麻婆厚揚げ豆腐

学校法人川崎学園大学事務局企画部川崎医科大学総合医療センター内岡山キャンパス開設準備室
管理栄養士・主任介護支援専門員　**森光大** もりみつ・だい

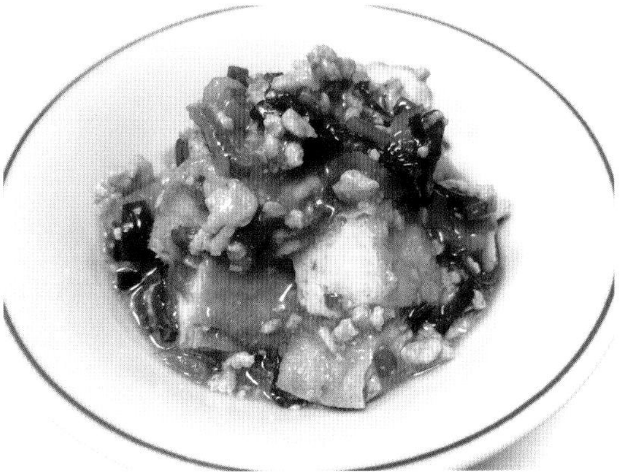

**栄養価**（1人分）

| | |
|---|---|
| エネルギー | 245kcal |
| たんぱく質 | 17.4g |
| 脂質 | 14.6g |
| 炭水化物 | 10.0g |
| 食物繊維 | 1.1g |
| 食塩相当量 | 1.5g |

**材料**（4人分）

| | |
|---|---|
| 厚揚げ | 200g |
| 鶏むねひき肉 | 150g |
| 白ねぎ | （1/2本）100g |
| にんじん | 20g |
| A コチジャン | （大さじ1）15g |
| A トチジャン | （大さじ1）15g |
| A トウバンジャン | （小さじ1）15g |
| A オイスターソース | （大さじ1）15g |
| 水 | 200mL |
| 水 | 適量 |
| かたくり粉 | 5g |
| オリーブ油 | 15mL |
| ごま油 | 5mL |

**つくりかた**

1. 白ねぎは青い部分まで小口切りに、にんじんは千切りにする。
2. 厚揚げは2cm角に切る。
3. フライパンにオリーブ油を熱して、鶏むねひき肉をバラバラにほぐして炒める。
4. にんじんと厚揚げを加えて炒め、水、A、白ねぎを加えて煮立たせる。
5. 水溶きかたくり粉を加えてとろみをつけて、最後にごま油で香りをつける。

**Point**

- 厚揚げを使用することで、エネルギーとたんぱく質をアップします。
- 鶏むねひき肉を使用することで、あっさりした味わいながらも、たんぱく質をアップします。
- 中華調味料をミックスすることで本格的な味になります。
- 最後にごま油で風味をつけることで、食欲増進につながります。

# たんぱく質アップ関西風お好み焼き

学校法人川崎学園大学事務局企画部川崎医科大学総合医療センター内岡山キャンパス開設準備室
管理栄養士・主任介護支援専門員　**森光大** もりみつ・だい

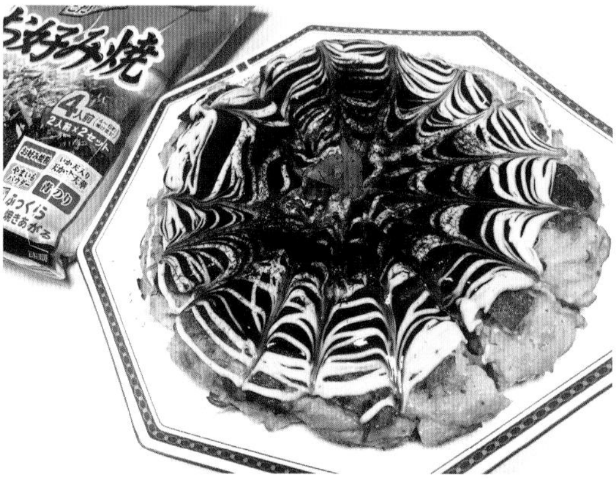

## 栄養価（1人分）

| | |
|---|---|
| エネルギー | 156kcal |
| たんぱく質 | 6.0g |
| 脂質 | 8.2g |
| 炭水化物 | 14.8g |
| 食物繊維 | 0.8g |
| 食塩相当量 | 0.8g |

## 材料（1枚分・8人分）

| | |
|---|---|
| お好み焼粉 | 100g |
| やまいもパウダー | 2.5g |
| 卵 | （2個）100g |
| 絹ごし豆腐 | 160g |
| 天かす | 20g |
| キャベツ | 300g |
| こねぎ | 20g |
| 豚ももスライス肉 | 80g |
| オリーブ油 | 15mL |
| お好み焼きソース | 30mL |
| マヨネーズ | 30mL |
| 青のり | 1g |
| しょうがの酢漬け | 30g |

## つくりかた

1. キャベツは1cm角に、こねぎは小口切りにする。
2. ボウルに絹ごし豆腐とやまいもパウダーを入れてしっかり混ぜて、お好み焼き粉を加えて混ぜる。
3. キャベツ、こねぎ、天かす、卵を加えて混ぜる。
4. フライパンにオリーブ油を熱して❸を丸く平らに広げ、豚ももスライス肉を広げて覆う。
5. 最初は中火で表面に焦げ目をつけ、裏返して3分焼き、弱火にしてさらに5分焼く。
6. 皿に豚ももスライス肉の面が上になるように盛りつけ、お好み焼きソースとマヨネーズをぬる。
7. 中央に青のりとみじん切りにしたしょうがの酢漬けをのせる。

## Point

- 生地をつくる際に、水を加えず絹ごし豆腐を加えて、たんぱく質をアップします。
- お好み焼きソースとマヨネーズできれいな模様を描くようにすると、目でも楽しめて、食欲増進につながります。
- 本レシピでは、しょうがの酢漬けは「岩下の新生姜®（岩下食品）」を使用しました。うす味でやさしいからさのため、普通のしょうがの酢漬け（紅しょうが）より、たくさん食べることができます。

# エネルギーアップ唐揚げ親子丼

学校法人川崎学園大学事務局企画部川崎医科大学総合医療センター内岡山キャンパス開設準備室
管理栄養士・主任介護支援専門員　**森光大** もりみつ・だい

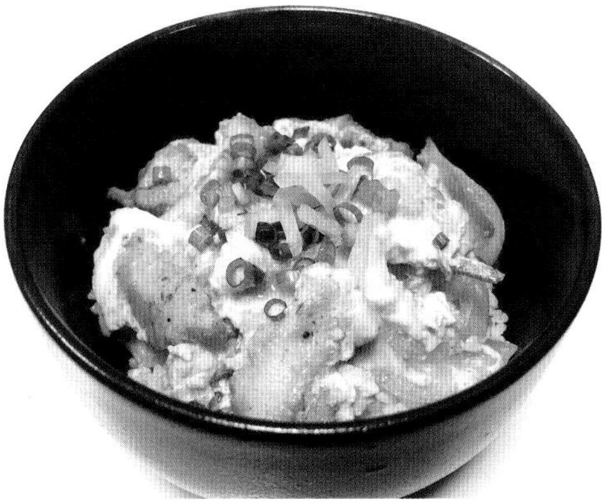

### 栄養価（1人分）

エネルギー……………444kcal
たんぱく質………………18.8g
脂質…………………………10.3g
炭水化物……………………71.8g
食物繊維……………………3.2g
食塩相当量…………………3.2g
※揚げ油は吸油量3gで算出した。

### 材料（1人分）

若鶏むね肉…………………30g
かたくり粉…………………3g
揚げ油………………………適量
卵…………………（1個）50g
たまねぎ………（1/4個）30g
にんじん……………………10g
和風だし（顆粒）…………2g
こいくちしょうゆ…………7g
粉飴…………………………10g
水…………………………150mL
ご飯………………………150g
こねぎ………………………3g
しょうがの酢漬け…………5g
※粉飴（ハーバー研究所）

### つくりかた

1. 若鶏むね肉は1cm×2cmのそぎ切りにして、かたくり粉をまぶして、180℃の油で唐揚げにする。
2. たまねぎは5mmスライスに、にんじんは千切りにする。
3. 鍋に水、和風だし、たまねぎ、にんじんを入れ、こいくちしょうゆと粉飴で味をつけて煮る。
4. ❸に❶を並べ、溶き卵を上にかけて、ふたをして3分煮る。
5. 丼にご飯を盛り、❹をのせる。
6. 小口切りにしたこねぎと、みじん切りにしたしょうがの酢漬けをのせる。

### Point

- 若鶏むね肉をそぎ切りにすることで、咀嚼しやすくなります。
- 若鶏むね肉を唐揚げにして親子煮にすることで、だしと卵によってふんわりと仕上がり、エネルギーもアップします。
- 砂糖を粉飴に変更することで、甘さ控えめでエネルギーアップします。
- 本レシピでは、しょうがの酢漬けは「岩下の新生姜®（岩下食品）」を使用しました。うす味でやさしいからさのため、普通のしょうがの酢漬け（紅しょうが）より、たくさん食べることができます。

# エネルギー＆水分補給用嚥下ゼリー

社会福祉法人淳風福祉会若宮老人保健センター課長／管理栄養士　**石井恭子**　いしい・きょうこ

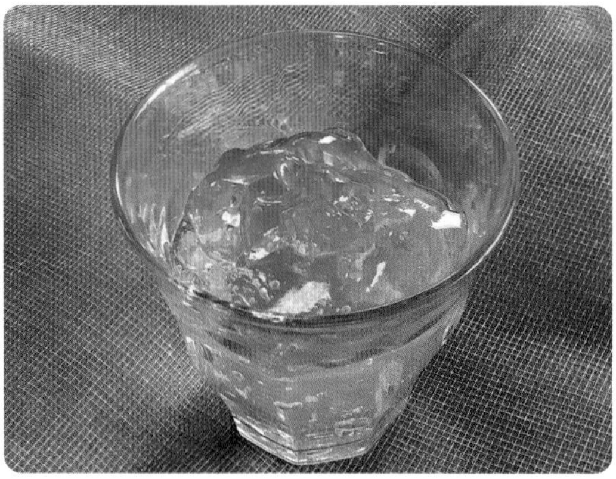

**栄養価**（500mL分）

| | |
|---|---|
| エネルギー | 489kcal |
| たんぱく質 | 0.1g |
| 脂質 | 0.1g |
| 炭水化物 | 124.6g |
| 食物繊維 | 0g |
| 食塩相当量 | 0.7g |

**材料**（500mL分）

| | |
|---|---|
| まぜてもジュレ | 28g |
| 水 | 500mL |
| 砂糖 | 100g |

※まぜてもジュレ（フードケア）

**つくりかた**

1. 鍋に水、まぜてもジュレ、砂糖を入れて、よく混ぜながら加熱する。
2. 80℃以上まで加熱し、まぜてもジュレと砂糖を完全に溶かす。
3. 粗熱をとり、容器に移して、冷蔵庫で冷やし固める。

**Point**

- 水分補給とエネルギー補給を併せて行えます。
- 嚥下機能が低下した人向けの飲み込みやすいゼリーです。
- まぜてもジュレは味の種類（レモン風味、オレンジ風味、青りんご風味、もも風味）があるので、日替わりで飽きることなく食べられます。
- 砂糖の代わりに、かき氷シロップを入れてつくると、カラフルなジュースゼリーができます（砂糖 100g → シロップ 160mL、水 500mL → 340mL）。

# 簡単ペースト粥

社会福祉法人淳風福祉会若宮老人保健センター　課長／管理栄養士　**石井恭子**　いしい　きょうこ

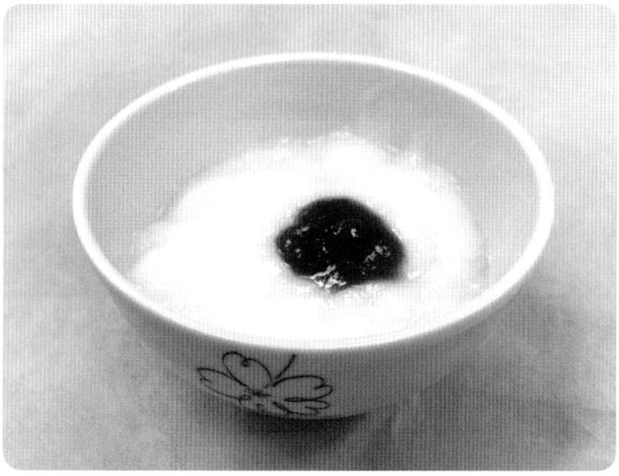

**栄養価**（1人分・約140g）

| | |
|---|---|
| エネルギー | 93kcal |
| たんぱく質 | 1.3g |
| 脂質 | 0.2g |
| 炭水化物 | 21.5g |
| 食物繊維 | 0.4g |
| 食塩相当量 | 0.3g |

**材料**（つくりやすい量）

| | |
|---|---|
| 米粉 | 150g |
| 水 | 750mL |
| 食塩 | 1.8g |
| スベラカーゼ | 9g |

※スベラカーゼ（フードケア）

**つくりかた**

1. 米粉、食塩、水、スベラカーゼをボウルに入れ、よく混ぜる。
2. ❶をバットに流し入れ、スチームコンベクションオーブンのスチームモード（100℃）で15分加熱する。
3. バットを取り出し、ボウルに移し替えてよく混ぜ、茶碗に盛りつける。

**Point**

- 全粥をミキサーでペースト状にする手間が省け、簡単に作製できます。
- ペースト粥を大量に作製しているのであれば、ミキリーの消耗が減ります。また少量の場合はミキサーでかくはんする必要がないため、簡単につくることができます。
- スチームコンベクションオーブンで設定して調理することで、毎回安定した形状が保たれます。
- 提供時は、ねり梅やのりのつくだ煮を添えてもよいでしょう。写真はねり梅（分量外）を添えました。

# 昔懐かしいやわらかナポリタン

社会福祉法人淳風福祉会若宮老人保健センター課長／管理栄養士　**石井恭子** いしい・きょうこ

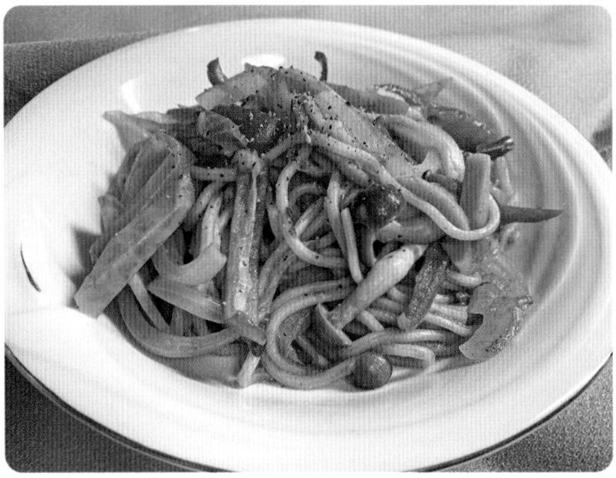

**栄養価**（1人分）

| | |
|---|---|
| エネルギー | 303kcal |
| たんぱく質 | 9.7g |
| 脂質 | 8.1g |
| 炭水化物 | 53.9g |
| 食物繊維 | 4.9g |
| 食塩相当量 | 2.1g |

**材料**（1人分）

| | |
|---|---|
| 焼きそばめん | 100g |
| 魚肉ソーセージ | 30g |
| たまねぎ | 30g |
| にんじん | 10g |
| ピーマン | 10g |
| しめじ | 10g |
| トマトケチャップ | 36g |
| 塩こしょう | 適量 |
| 油 | 4g |

**つくりかた**

❶ たまねぎはうす切りに、にんじんは短冊切りに、ピーマンは千切りに、しめじは根元を切り落としてほぐしておく。
❷ 魚肉ソーセージは、短冊切りにする。
❸ 焼きそばめんは少し温めておく。
❹ フライパンに油を熱し、❶を入れ、塩こしょうで炒める。
❺ 少ししんなりしたら、魚肉ソーセージを加えて炒める。
❻ 焼きそばめんを入れて混ぜる。トマトケチャップを入れ、塩こしょうで味をととのえる。

**Point**

- スパゲッティで提供した際に「かたい」という声があったので、焼きそばめんで代替して提供したところ、食べやすくて好評でした。
- 具材を変更することで、食形態別に対応した提供も可能です。
- ミートソーススパゲッティも焼きそばめんで代替可能です。
- 好みで黒こしょう、粉チーズ、パセリをのせてもよいでしょう。写真は黒こしょうをふりました。

# みんな大好きやわらかおはぎ

社会福祉法人淳風福祉会若宮老人保健センター課長／管理栄養士　**石井恭子** いしい・きょうこ

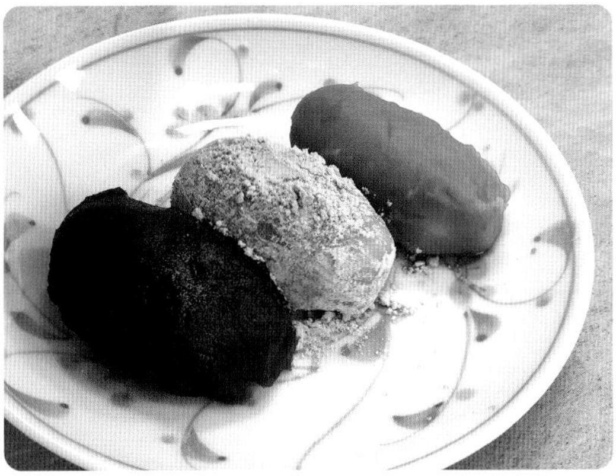

**栄養価**（1人分）

エネルギー……………203kcal
たんぱく質…………………10.8g
脂質……………………………1.6g
炭水化物……………………97.9g
食物繊維………………………6.7g
食塩相当量……………………0.5g

**材料**（1人分）

やわらかしゃり玉…………3個
こしあん……………………30g
白あん………………………60g
きな粉…………………………3g
A［抹茶……………………0.07g
　 水…………………………3mL
※やわらかしゃり玉（フードケア）

**つくりかた**

1. スチームコンベクションオーブンのスチームモード（100℃）で、やわらかしゃり玉を約15分加熱する。
2. Aを混ぜて水溶き抹茶をつくり、白あんの半分に混ぜて、抹茶あんをつくる。
3. こしあん、白あん、抹茶あんを温めておく。
4. こしあん、白あん、抹茶あんをやわらかしゃり玉1つずつの全体にまぶす。
5. 白あんをまぶしたものの上に、きな粉をまぶす。
6. 3色のおはぎを皿に盛りつける。

**Point**

- 通常のおはぎでは飲み込みにくい人向けのやわらかいおはぎです。
- やわらかしゃり玉は酢飯のため、よく加熱することで酢をやわらげ、おはぎの団子として違和感を少なくさせます。
- きな粉だけをやわらかしゃり玉につけると、ほかの2色との比較で小さくみえるため、白あんを下につけています。

第5章　WEBでダウンロードできるおすすめレシピ22

# さつまいものスープ

社会福祉法人淳風福祉会若宮老人保健センター課長／管理栄養士 **石井恭子** いしい・きょうこ

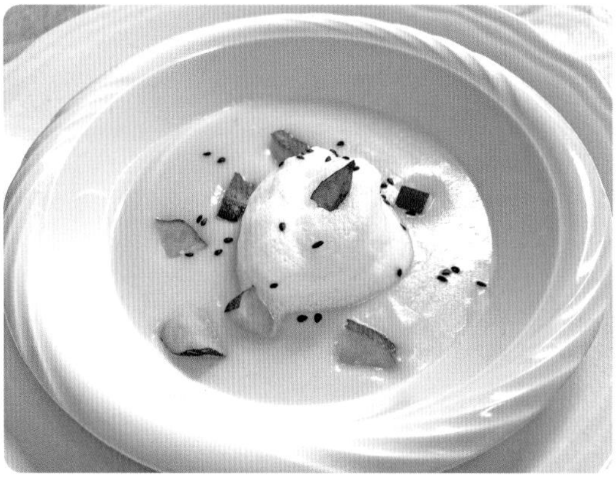

**栄養価**（1人分）

エネルギー……………142kcal
たんぱく質…………………3.5g
脂質…………………………5.4g
炭水化物…………………22.5g
食物繊維……………………1.2g
食塩相当量…………………0.7g

**材料**（4人分）

さつまいも………………200g
バター………………………10g
コンソメ（固形）…………1個
水………………………200mL
牛乳……………………300mL
【ミルクフォーム】
牛乳………………………30mL
砂糖…………………………3g
【飾り】
さつまいも…………………15g
黒ごま………………………少々

**つくりかた**

❶ さつまいもは皮をむいて1cmの輪切りにし、水にさらしておく。
❷ 飾り用のさつまいもは皮のまま0.5cmの角切りにし、やわらかくゆでる。
❸ 鍋にバターと❶を入れて加熱し、バターがなじんだら、水とコンソメを入れて中火で煮る。
❹ さつまいもがやわらかくなったら、火を止めて粗熱をとり、ミキサーにかける。
❺ ❹を鍋に戻して牛乳を加えて温める。
❻ 牛乳と砂糖を耐熱容器に入れ、電子レンジで15秒温める。
❼ ❻を取り出して、泡立て器でかくはんしてミルクフォームをつくる。
❽ 器に❺を入れ、ミルクフォームをのせる。
❾ ミルクフォームの周りに飾りのさつまいも、黒ごまをちらす。

**Point**

- さつまいもがパサパサして飲み込みにくい人でも、スープで味わうことができます。
- ミルクフォームをのせるひと手間で、見栄えが違ってきます。

# しっとり卵のあんかけ

社会福祉法人淳風福祉会若宮老人保健センター課長／管理栄養士　**石井恭子** いしい・きょうこ

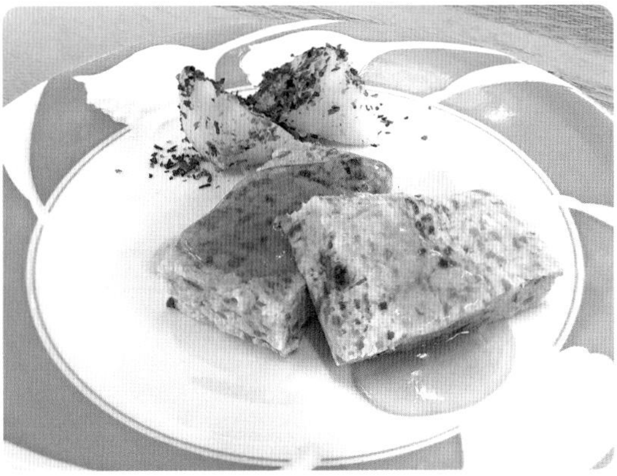

**栄養価**（1人分）

エネルギー……………103kcal
たんぱく質……………………5.9g
脂質……………………………3.2g
炭水化物……………………14.0g
食物繊維………………………4.4g
食塩相当量……………………0.8g



**材料**（1人分）

長いも…………………………20g
卵………………………………30g
たまねぎ………………………15g
にんじん………………………10g
かに風味かまぼこ…………10g
青ねぎ…………………………1.5g
めんつゆ（ストレート）……2g
【あん】
だし汁………………………30mL
こいくちしょうゆ…………3mL
砂糖……………………………3g
かたくり粉…………………1g
水……………………………5mL
【つけあわせ】
じゃがいも…………………20g
塩こしょう…………………0.1g
青のり………………………0.1g

**つくりかた**

❶ ボウルに卵を割り入れ、溶きほぐしておく。
❷ 長いもは皮をむいてすりおろし、たまねぎはみじん切りにする。
❸ にんじんはみじん切りにして、指先でつぶれるくらいになるまでゆでる。
❹ かに風味かまぼこは粗くきざみ、青ねぎは小口切りにする。
❺ ❷～❹を❶に入れ、めんつゆを加えてよく混ぜる。
❻ バットにクッキングシートを敷き、❺を流し入れる。
❼ スチームコンベクションオーブンのスチームモード（160℃）で蒸し焼きにし、中心温度80℃以上になるまで加熱する。
❽ だし汁、こいくちしょうゆ、砂糖を鍋に入れ、沸騰したら水溶きかたくり粉を回し入れ、とろみがつくまで加熱する。
❾ じゃがいもをゆで、やわらかくなったら、塩こしょうをして青のりをかける。
❿ ❼を2つに切り分けて器に盛り、❽のあんをかける。
⓫ ❾の粉ふきいもを添える。

**Point**

- しっとりとしているので、嚥下機能が低下した人でも飲み込みやすい卵料理です。
- 具材を変えたり、あんに具を加えることで見栄えが変わり、レシピの幅が広がります。

# あおさの天ぷら

社会福祉法人熊本厚生事業福祉会特別養護老人ホームリバーサイド熊本
管理栄養士 **清田順子** きよた・じゅんこ

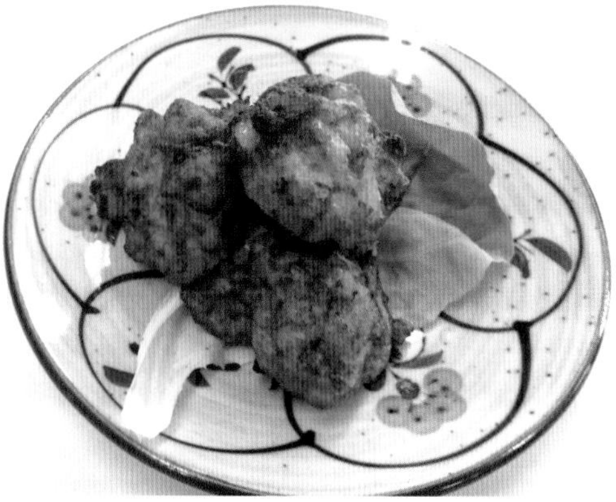

**栄養価**（1人分）

| | |
|---|---|
| エネルギー | 111kcal |
| たんぱく質 | 10.8g |
| 脂質 | 4.3g |
| 炭水化物 | 7.3g |
| カルシウム | 186mg |
| 食塩相当量 | 0.6g |

※吸油量は3gとして算出した。

**材料**（10人分）

| | |
|---|---|
| すり身（白身魚） | 400g |
| あおさ（素干し） | 10g |
| さくらえび | 15g |
| スキムミルク | 50g |
| たまねぎ | 100g |
| えだまめ（むき・冷） | 50g |
| ホールコーン（冷） | 50g |
| 鶏卵 | 50g |
| 揚げ油 | 適量 |
| 【つけあわせ】 | |
| サラダ菜 | 10枚 |

**つくりかた**

1. あおさを水で戻す。
2. 揚げ油とつけあわせ以外の材料を混ぜ合わせる。
3. 揚げ油を170℃に熱し、❷をスプーンですくいながら、油に入れる。
4. 焦げないようにときどき返す。
5. 火がとおったら、網にあげ、油を切る。
6. 皿にサラダ菜を敷き、天ぷらを盛る。

**Point**

- 熊本県天草地方の郷土料理です。あおさにすり身を加え、おかずにもおやつにもなる味と食感にしました。
- スキムミルクは増量しても風味は気にならないため、分量を調整するとさらに栄養価アップになります。
- 彩りを考慮して、ミニトマトなどを添えてもよいでしょう。

# いきなり団子

社会福祉法人熊本厚生事業福祉会特別養護老人ホームリバーサイド熊本
管理栄養士 **清田順子** きよた・じゅんこ

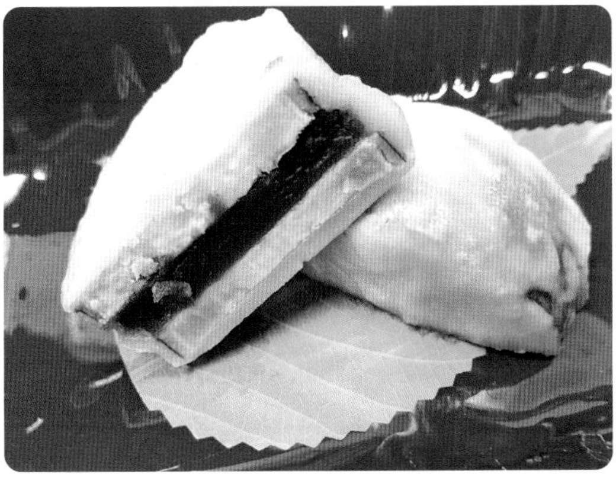

**栄養価**（1人分）

| | |
|---|---|
| エネルギー | 213kcal |
| たんぱく質 | 4.7g |
| 脂質 | 0.6g |
| 炭水化物 | 50.0g |
| 食物繊維 | 2.4g |
| 食塩相当量 | 0.2g |



**材料**（10人分）

| | |
|---|---|
| 薄力粉 | 200g |
| 団子粉 | 100g |
| スキムミルク | 20g |
| 食塩 | 2g |
| 水 | 適宜 |
| こしあん | 250g |
| さつまいも | 300g |

**つくりかた**

1. 薄力粉、団子粉、スキムミルクを混ぜ、水を少しずつ加えて耳たぶ程度のやわらかさになるまでこねる。
2. こしあんは10等分にして丸める。
3. さつまいもは5mm程度の厚さに切り、表面の水気をとる（同じ大きさが2枚ずつ、10組つくる）。
4. ❸を2枚1組にして、あいだに❷をはさんで、かたちをととのえる。
5. ❶の生地を10等分にして、❹を包む。
6. 蒸し器で20分程度蒸す。

**Point**

- 熊本県の郷土料理の一つです。生地にスキムミルクを加えることでやわらかく仕上がります。
- さつまいもをうすく切ることで、火がとおりやすく、のどに詰まる心配が少なくなります。
- さつまいもであんをはさむので、ベタベタせずに扱いやすくなります。調理レクリエーション時もあんで手が汚れることなく、作業が行いやすいです。

# みかん蒸しパン

社会福祉法人熊本厚生事業福祉会特別養護老人ホームリバーサイド熊本
管理栄養士　**清田順子**　きよた・じゅんこ

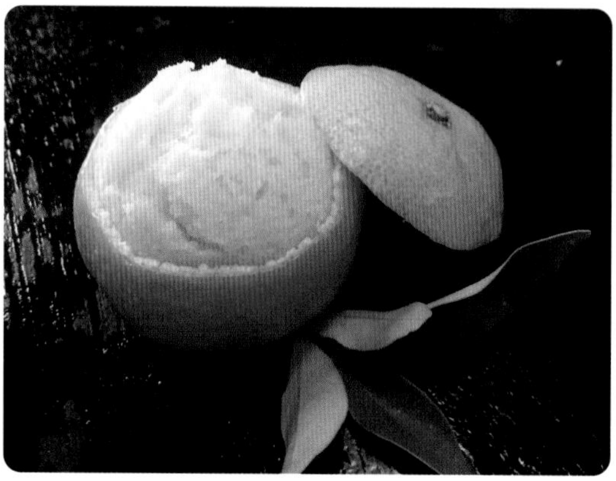

**栄養価**（1人分）

エネルギー……………104kcal
たんぱく質……………………2.8g
脂質……………………………1.7g
炭水化物……………………19.4g
食物繊維………………………1.0g
食塩相当量……………………0.1g

**材料**（5人分）

みかん（Sサイズ）………5個
明治メイバランスぎゅっとMini ミックスフルーツ味…………（1パック）100mL
ホットケーキミックス……75g
※明治メイバランスぎゅっとMini ミックスフルーツ味（明治）

**つくりかた**

❶ みかんはへた側から1cmくらい下を切りとる。
❷ みかんの実をくり抜き、果汁をしぼる。
❸ ホットケーキミックス、明治メイバランスぎゅっとMiniミックスフルーツ味を混ぜ、❷を加える。
❹ くり抜いたみかんの容器に❸の生地を8分目まで入れ、蒸し器で20分蒸す。

**Point**

- みかん皮を容器にすることで風味よく仕上がります。ゆずなど、さまざまなかんきつ類でつくることができます。
- 明治メイバランスぎゅっとMiniミックスフルーツ味（200kcal/100mL）でエネルギーアップしました。
- 食事量が少ない人への間食に活用しています。

# だご汁（団子汁）

社会福祉法人熊本厚生事業福祉会特別養護老人ホームリバーサイド熊本
管理栄養士 **清田順子** きよた・じゅんこ

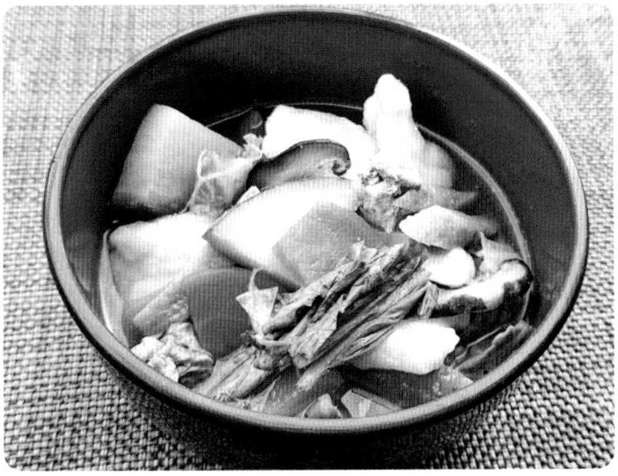

**栄養価**（1人分）

エネルギー……257kcal
たんぱく質……10.4g
脂質……7.9g
炭水化物……37.5g
食物繊維……3.6g
食塩相当量……1.7g



**材料**（1人分）

薄力粉……25g
アイソカル®2K Neo……10g
油……2g
鶏もも肉……20g
だいこん……20g
にんじん……10g
ごぼう……10g
さつまあげ……8g
しいたけ……8g
油揚げ……5g
さつまいも……30g
はくさい……25g
京菜……5g
顆粒調味料（いりこ）……0.5g
顆粒調味料（和風）……0.3g
うすくちしょうゆ……5g
食塩……0.3g
水……200mL

※アイソカル®2K Neo（ネスレ日本株式会社 ネスレ ヘルスサイエンス カンパニー）

**つくりかた**

1. 薄力粉と油を混ぜ、アイソカル®2K Neoを少しずつ加えながら、耳たぶ程度のやわらかさになるまでこねる。
2. 鶏もも肉はこま切れに、だいこん、にんじんは厚さ3mmのいちょう切りに、ごぼうはささがきに、さつまあげ、しいたけは5mmの千切りに、油揚げは1cm角にする。
3. はくさいは2cm幅に、さつまいもは厚さ1cmのいちょう切りに、京菜は2cmのざく切りにする。
4. 鍋に❷と水、顆粒調味料を入れ、やわらかくなるまで煮る。
5. さつまいもを加えて火をとおす。
6. ❶の生地を広げながらちぎり、鍋に加える。
7. ❻の団子に火がとおったら、はくさいと京菜を加えてさらに煮る。
8. うすくちしょうゆ、食塩で調味し、器に盛る。

**Point**

- 「だご」とは熊本弁で「団子」のことで、熊本県の郷土料理です。
- 生地にアイソカル®2K Neo（200kcal/100mL）を加えて栄養価をアップしました。
- 一品にさまざまな食材が入っているので、食思が低下した人におすすめです。
- 生地をちぎる作業は調理レクリエーションとして利用者と一緒にできます。

# 索　引

## 欧文



## あ行



## か行



## さ行

好評書

NutritionCare 2021年秋季増刊

# 入院時食事療養と給食経営管理の基礎と実践

試し読みができます!

メディカ出版 オンラインストア

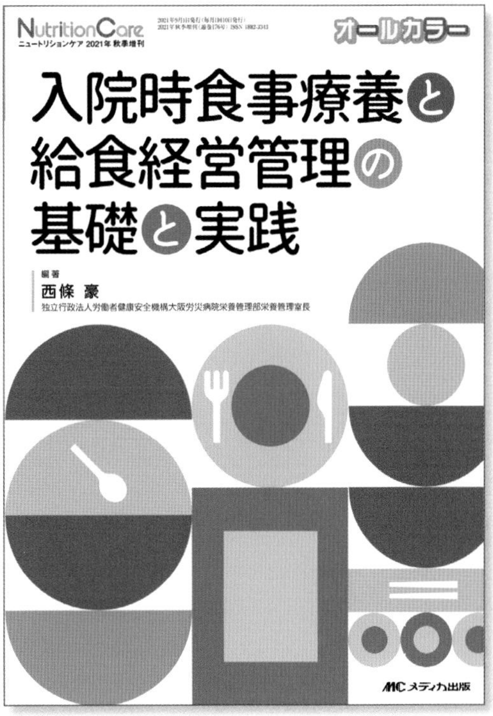


独立行政法人労働者健康安全機構大阪労災病院

栄養管理部栄養管理室長　西條 豪　編著

病院管理栄養士の重要な業務の一つに「栄養」という付加価値を加えた食事の提供がある。管理栄養士に給食提供業務における理解がなく、共通知識・認識が構築されていなければ、患者に適切な栄養管理を行うことはできない。新人教育やガイダンス資料、業務の振り返りにも活用できる病院給食提供の決定版。

定価3,080円（本体＋税10%）B5判／176頁　ISBN978-4-8404-7480-1

**内容**

**第1章　病院における給食提供の基本知識**
1　入院時食事療養制度
2　行政指導と帳票管理
3　給食提供におけるコスト管理
4　給食業務の委託

**第2章　給食提供と約束食事箋規約**
1　病院における給食提供の目的
2　約束食事箋規約
3　約束食事箋規約における食事分類
4　約束食事箋規約における基準値の設定
5　約束食事箋規約と食品構成表および食品群別荷重平均成分表

**第3章　約束食事箋規約と献立作成**
1　献立作成手順
2　献立展開のポイント
3　サイクルメニュー
4　行事食、食事イベント、季節感、祝い膳
5　検査食
6　個別対応食

**第4章　献立と給食提供**
1　食材購入計画
2　検収
3　大量調理と調理システム
4　配膳と配食
5　給食の評価と見直し

すべての医療従事者を応援します　MC メディカ出版

## ★増刊への感想・提案

このたびは本増刊をご購読いただき、まことにありがとうございました。編集室では今後も、より皆さまのお役に立てる増刊の刊行を目指してまいります。つきましては本書に関するご感想・ご提案などがございましたら、当編集室までお寄せください。また、掲載内容につきましてのご質問などがございましたらお問い合わせください。

## ★連絡先

〒 532-8588　大阪市淀川区宮原 3-4-30 ニッセイ新大阪ビル 16F
株式会社メディカ出版「ニュートリションケア編集室」
E-mail：nutrition@medica.co.jp

The Japanese Journal of Nutrition Care　ニュートリションケア 2022 年春季増刊（通巻 186 号）

令和３年度介護報酬改定対応！
栄養ケア・マネジメントのギモン Q&A45

2022年５月１日発行　第１版第１刷
2024年５月20日発行　第１版第４刷

| | |
|---|---|
| 編　著 | 森光 大 |
| 発行人 | 長谷川 翔 |
| 編集担当 | 西川雅子・富園千夏 |
| 編集協力 | 加藤明子 |
| 組　版 | 稲田みゆき |
| 発行所 | 株式会社メディカ出版<br>〒 532-8588　大阪市淀川区宮原 3-4-30<br>ニッセイ新大阪ビル 16F<br>編集　電話：06-6398-5048<br>お客様センター　電話：0120-276-115<br>E-mail　nutrition@medica.co.jp<br>URL　https://www.medica.co.jp |
| 広告窓口 | 総広告代理店（株）メディカ・アド 電話：03-5776-1853 |
| デザイン | 藤田修三 |
| 印刷製本 | 株式会社シナノ パブリッシング プレス |

定価（本体 2,800 円＋税）

ISBN978-4-8404-7789-5

乱丁・落丁がありましたら、お取り替えいたします。